EDITADO POR

HÉCTOR ROSSO, ERIKA CABALLERO
LUANA TONIN

# Milagros
# y
# Misterios

Vivenciados por
Enfermeras y Enfermeros

PRÓLOGO
## JEAN WATSON

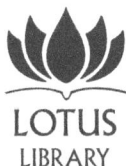

LOTUS
LIBRARY

MILAGROS Y MISTERIOS VIVENCIADOS POR ENFERMERAS Y ENFERMEROS.

Primera edición, Gran Bretaña, 2022 Lotus Library. Copyright © Jean Watson LLC, 2022

Todos los derechos reservados.

Se ha firmado el derecho moral del autor.

Una copia CIP catalogada de este libro está disponible en la British Library.

ISBN 978-0-578-38884-7

Dibujos páginas interiores Julie Watson

Directora editorial de Lotus Library: Julie Watson

Revision de contenidos: Francés Marie Rosario Batista, Adon Marrujo Perez, Flor Taboada, Traducción del Jean Watson prólogo inglés al español: Flor Taboada www.flortaboada.com

Diseño de cubierta, tipografia, maquetación e ilustraciones internas Clare Connie Shepherd www.clareconnieshepherd.com

Lotus Library es una publicación del Watson Caring Science Institute, fundación sin ánimo de lucro 501C(3).

Watson Caring Science Institute, 4450 Arapahoe Avenue Suite 100, Boulder, CO 80303 USA www.watsoncaringscience.org

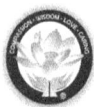

Watson Caring Science Institute

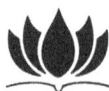

LOTUS LIBRARY

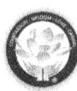

Watson Caring Science Institute Latino-Iberoamérica

EDITADO POR
HÉCTOR ROSSO, ERIKA CABALLERO
LUANA TONIN

# Milagros
# y
# Misterios

Vivenciados por
Enfermeras y Enfermeros

PRÓLOGO
JEAN WATSON

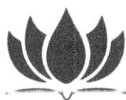

LOTUS
LIBRARY

# Libro de los Milagros y Misterios

Editado por Héctor Rosso, Erika Caballero &
Luana Tonin

Prólogo por Jean Watson PHD, RN, AHN-BC,
FAAN, LL,(AAN)

## Autores

# Prólogo a los milagros y misterios aquí compartidos

Cuando entre en este espacio sagrado y lea estas anécdotas y relatos personales de milagros y misterios vivenciados por enfermeras/os y compañeras/os, puede ser que experimente un sentimiento de incredulidad. Sin embargo, reflejan con fidelidad la vivencia de la persona y la situación. A ojos del espectador o del lector son verdad. En lugar de etiquetar o internar clasificar los distintos milagros y misterios relatados a continuación, he preferido simplemente darles el nombre de su autor sin ningún tipo de interpretación. Como dijo Heidegger, cuando algo se expresa de una manera tan profunda, auténtica y conmovedora, los milagros hablan por sí mismos. No hay nada más que decir excepto invitarle a leer, apreciar, reverenciar y saborear la exquisitez de las maravillosas incógnitas de la vida, la cual solo puede considerarse un milagro.

*Y, después de adentrarse en este espacio, ¿le es posible evitar creer en los milagros? Espero que se dé permiso para ver, percibir y apreciar todos los milagros de su vida.*

¿Cree en los milagros? Las enfermeras y los enfermeros sí creen

¿Qué es un milagro?

¿Qué significa milagro?

Bueno, en mi día a día, veo diferentes tipos de milagros.

Cuando apareces ante un paciente que te estaba esperando…

Cuando ves un atisbo de sonrisa en alguien que está perdiendo su última batalla.

Estos tipos de milagros suceden continuamente, el problema es que estamos demasiado ocupados para verlos realmente....

Lo que hacemos, dando lo mejor en cada momento, incluso en los momentos más duros… es realmente un milagro.

Así que, simplemente, siente el momento y deja que estos milagros nos den la armonía que necesitamos como seres humanos."

**Mónica García, Enfermera titulada, especialista en UCI, MSN Instituto Nacional de Cancerología Bogotá, Colombia.**

# ¿Qué es el misterio?

Vive en el mar o en el árbol que crece.
Puedes oírlo, si escuchas, en el viento que sopla.
Está en el río que fluye hacia la mar.
Es el sonido en el alma del que se hace libre.
Y vive en la risa de los niños que juegan
Y en el ardiente sol que da luz al día.
Mueve los planetas y todas las estrellas brillantes.
Ha impulsado el movimiento de las montañas desde el
principio de los tiempos.

Oh, Misterio, estás vivo; te siento a mi alrededor.
Eres el fuego en mi corazón; eres el sonido sagrado.
Eres toda la vida; es a ti a quien canto.
Otórgame el poder sentirte siempre en todo.

Vive en las olas cuando rompen en la playa.
Lo he visto en las metas que hemos intentado alcanzar.
Lo siento en la luz y sé lo importante que es.
Lo reconozco en tu sonrisa, mi amor, cuando nuestros
corazones se tocan.
Pero cuando mejor lo siento es cuando escucho
dentrode mí.

Como una luna blanca reluciente, escucho tu llamada. Y sé que me transportarás, me siento como la corriente que circula en el océano, mi corazón está abierto de par en par.

Oh, Misterio, estás vivo; te siento a mi alrededor. Eres el fuego en mi corazón; eres el sonido sagrado. Eres toda la vida; es a ti a quien canto.

**Jeremy Geffen, Médico oncólogo, amado ser humano y miembro fundador del Watson Caring Science Institute, Boulder, Colorado, EEUU. (fallecido en 2015)**

"¿Alguien tiene la más mínima idea del tipo de poder que estamos invocando tan a la ligera?
O, como sospecho, ¿es que nadie se cree una sola palabra?...

... Es una locura que las señoras lleven sombreros de rafia y terciopelo a la iglesia; todos deberíamos llevar cascos protectores.

Los ujieres deberían distribuir salvavidas y hacer señales; deberían llevarnos a los bancos de la iglesia a latigazos. Porque el dios que duerme podría despertarse un día y sentirse ofendido, o el dios despierto nos podría atraer hacia ese lugar del que nunca se vuelve..."

Annie Dillard, *Teaching a Stone to Talk*

Los milagros y misterios abundan entre los grandes pensadores y poetas. Para prepararse para los momentos milagrosos de las enfermeras y los enfermeros, se requieren cascos protectores y que nos lleven hasta los bancos a latigazos. En este trabajo colectivo, las enfermeras y los enfermeros comparten lo desgarrador y lo sublime, así como sus experiencias milagrosas y misteriosas, tanto personales como profesionales.

Independientemente de que creamos o no en los milagros, pienso que no hay duda de que todos queremos que sucedan en nuestras vidas. Al enfrentarse en su día a día a experiencias humanas de vida/muerte, las enfermeras y los enfermeros se encuentran ante fenómenos inexplicables que no se ajustan a las explicaciones de los modelos científicos.

Este trabajo colectivo, que relata las vivencias de aquellas enfermeras y enfermeros que respondieron al llamamiento de compartir con nosotros sus profundos milagros y misterios, es un forum donde compartir los milagros y los misterios de la vida/muerte. Supone, por tanto, la creación de un espacio para rendir homenaje y destacar las incógnitas de la vida-muerte, haciendo así que la realidad de los milagros regrese a nuestra vida y a nuestro mundo. Se trata de una invitación para la creación de una conciencia del milagro que permita que éstos se adentren y se afirmen en nuestro mundo de la vida. Los milagros, en el sentido de misterios y vivencias inexplicables no convencionales, pueden mantenerse en secreto, ser ignorados o reprimidos por la ausencia de un espacio común donde compartirlos debido a nuestras reglas y normas institucionales y culturales. Y, sin embargo, en algún nivel, la mayoría de las personas creen en los milagros o al menos tienen momentos en los que se han rendido ante aquello que no podían entender o creer y, en su lugar, lo han aceptado como actos de gracia. Como escribió una enfermera: "Cuando estamos en presencia de pacientes que nos han confiado sucuidado, podemos estar adentrándonos, sabiéndolo o no, en un espacio espiritual muy sagrado".

Los siguientes milagros son relatos sagrados que, rindiendo homenaje a la santidad del ser, a lo conocido y lo desconocido, hablan por sí mismos. Esta recopilación abraza las maravillas del no saber en la vida/muerte y más allá. Como escribe otra enfermera: "Siempre dejo margen para lo misterioso. Es el material del que está hecha la vida". En esta obra nos abrimos a las vivencias de lo que conocemos menos, transcendiendo el logos, rindiendo homenaje a pathos, más allá de explicaciones lógicas empíricas, habitando las incógnitas y el no saber mientras abrazamos un ethos interior de misterio y milagros que sorprende a las propias/os enfermeras/os y personas. Rendir homenaje a lo fenomenológicamente desconocido es abrir la puerta a que sucedan los milagros y el misterio; es habitar hombro con hombro, lo físico con lo no-físico/metafísico, honrando la intuición, lo paranormal, otras dimensiones de la realidad, la presencia de ángeles "entre nosotros", desvelando fenómenos maravillosos, inexplicables y a menudo místicos atribuidos a creencias y prácticas de la humanidad a lo largo del tiempo y del espacio.

# Milagros – Definiciones:

Los milagros escapan a las definiciones. De la misma manera que el arte es visto y determinado según el "ver" de cada persona, los milagros también son reconocidos solo por los ojos y el mundo de la persona que los vivencia.

Sin embargo, las fuentes convencionales y las definiciones de los diccionarios dicen:

> "... un milagro es un suceso, cosa o hazaña extremadamente extraordinario ..."

La definición de la palabra según el diccionario

Merriam Webster es:

"Un acontecimiento que se mani iesta por medio de intervención divina, un suceso maravilloso".

Un estudio de Pew Research Center mostró que los jóvenes, la llamada generación de los millennials… profesan una creencia generalizada en la vida después de la muerte, en el cielo, el in ierno y en los milagros (Pew Forum on Religion, 2010).

Según la Biblia, un milagro (a menudo el resultado esperado de las oraciones) es un fenómeno o un acto sobrenatural.

"Un milagro es un fenómeno que no puede explicarse por las leyes conocidas de la naturaleza. Los criterios para clasificar un suceso como un milagro varían. A menudo, los textos religiosos como la Biblia o el Corán, declaran la existencia de un milagro y los creyentes pueden aceptarlo como un hecho."

"Por lo tanto te digo que, pidas lo que pidas en tus oraciones, ten la convicción de que se te ha concedido y será tuyo."

En tiempos bíblicos, la Biblia infundía fe gracias a los milagros y las oraciones. Hay oraciones universales que, invocando fenómenos desconocidos, se han extendido por todo el mundo; son súplicas a la intervención divina; una llamada a los ángeles y a los misterios más allá de las creencias y las expectativas habituales. Realmente, con todas las investigaciones de las que disponemos hoy en día con respecto al poder de la oración, que la ciencia convencional no puede explicar, es necesario tomarse la oración en serio como un acto de sanación. Saltándonos las definiciones, un colega mío, director médico y cirujano cardiovascular en Florida, me confió lo siguiente: "Hay tantas investigaciones con respecto a la oración que considero poco ético no rezar por mis pacientes antes de operar." Y añadió: "A ninguno de mis pacientes les supone un problema, excepto uno que dijo: 'A mí me da igual, pero si es importante para usted, que es el cirujano, por favor, rece". Y es que, gracias a la original y continua beca de investigación del Dr. Larry Dossey y a la atención científica que ha recibido el poder de la oración, la medicina convencional ha llegado a proclamar: "La oración es buena medicina" (Dossey,1997).

Dentro de los eruditos precristianos, el obispo, filósofo, teólogo y santo por la Iglesia Católica, San Agustín, (354 – 430), proclamó que solo existía un milagro – la Creación misma… todos los milagros reflejan la naturaleza creativa de Dios. En sus escritos relata numerosas vivencias personales en las que es testigo de milagros de sanación durante sus viajes. Sus textos continúan estudiándose hoy en día. Sin embargo, nuestra mente moderna, lógica, científica y racional no sabe qué hacer con los milagros, ya se trate de la época bíblica de los orígenes del precristianismo, como de la investigación, las noticias en la televisión regional, las noticias internacionales o las vivencias cotidianas modernas de la gente, incluyendo los relatos de milagros de las enfermeras y enfermeros. No obstante, la gente en todo el mundo sigue contando milagros y sigue creyendo en los milagros, desafiando las leyes y las explicaciones de la ciencia. Los sondeos realizados en la última década han indicado que un gran porcentaje de personas cree en los milagros:

> "Ocho de cada diez personas creen en los milagros";
> "De hecho, casi el 80 por ciento de los americanos dice creer en los milagros." (Christian Post)

Ahora bien, en el mundo de hoy, a cualquier milagro contemporáneo y moderno se le atribuye algún tipo de explicación racional. Buscamos explicaciones para explicar cosas que son contrarias a las leyes de la naturaleza. Sin embargo, sigue habiendo incógnitas en las leyes divinas universales que tal vez también puedan fluir en armonía con la naturaleza y los procesos naturales y que todavía no se pueden explicar racionalmente.

En otro nivel, quizás no es que los milagros sean contrarios a las leyes de la naturaleza, sino que más bien están fuera de lo que conocemos de la naturaleza. Nuestras leyes naturales son las que determinan el orden natural y las explicaciones racionales; sin embargo, incluso cuando los milagros se explican científicamente, la maravilla, el asombro, el misterio y lo milagroso, desaparecen de nuestro mundo de la vida, reduciendo la esperanza y la posibilidad de la existencia de algo divino fuera de la mente humana.

La poesía transciende y aun así encuentra lo divino en el orden natural de las cosas. Por ejemplo, Emily Dickinson evocó la ensoñación y el éxtasis entre los tréboles y las abejas.

Nos invitó a ir más allá de la lógica, a entrar en la trascendencia que hay dentro de la naturaleza y de las leyes naturales.

Para hacer una pradera se necesita un trébol y una
abeja
Un trébol y una abeja,
Y ensoñación.
La ensoñación por sí sola vale,
Si hay pocas abejas.
Emily Dickinson

Ken Wilber, un erudito de renombre mundial en
el ámbito de la filosofía de la ciencia, ha explorado
cuestiones poéticas contemplativas y experiencias que
escapan a las explicaciones científicas. Destacó y reveló
que todas las tradiciones contemplativas tienen como
objetivo ir hacia el interior y transcender la razón como
tal. (Wilber, 2000: 271, en Watson, 2018: 62). Como
señaló, la exploración personal del "no-saber", que es
una forma de conocimiento, tiene como objetivo afirmar
niveles superiores de conciencia - abrazar directamente
experiencias como el amor... Este nivel superior – modos
de conocer/no saber/experimentar – se fundamenta
en cientos de años de introspección experimental por
parte de sabios y yoguis que cuentan con la constatación
colectiva (Watson, 2018: 62).

# ¿Y qué hay de la metafísica, los milagros

## y misterios - lo existencial-espiritual?: el 10º Proceso de Caritas

Este libro es una recopilación de relatos de enfermeras y enfermeros vinculados a los diez procesos de Caritas® de la Teoría del Cuidado Transpersonal de Watson: (www.watsoncaringscience.org).

Los diez procesos de Caritas (que transmiten amor, compasión, sabiduría y cuidado) describen los elementos universales esenciales del cuidado humano que son el día a día de las enfermeras y los enfermeros. A menudo estos procesos no se reconocen y pueden permanecer ocultos y sin compartirse, debido a la cultura profesional científica y objetiva de los hospitales institucionales y a la medicina empírica orientada hacia la técnica.

# El décimo proceso de Caritas:

Abrirse a los misterios y a las incógnitas existenciales y espirituales - posibilitando los milagros.
(Watson, 2008, 2018).

En mi libro de 2008, *Nursing*: *The Philosophy & Science of Caring* (*Enfermería*: *La filosofía y la ciencia del cuidado*), expliqué a lo que me refería con este proceso de Caritas. Reconocí que a veces este proceso de cuidado en concreto es el más difícil de entender.

"Lo que estoy tratando de decir es que nuestras mentes racionales y la ciencia moderna no disponen de todas las respuestas con respecto a la vida, a la muerte y a todas las condiciones humanas a las que hacemos frente. Tenemos que estar abiertos a incógnitas que no podemos controlar, hasta el punto de dejar entrar en nuestra vida y en nuestro trabajo lo que pudiéramos considerar como un "milagro." Este proceso también reconoce que el mundo subjetivo de las vivencias interiores de uno mismo y de los demás, es, en última instancia, un fenómeno, un misterio inefable, determinado por muchos, factores que nunca pueden explicarse completamente. "... a fin de cuentas, habitamos en el misterio; la vida no es un problema que resolver, sino un misterio que vivir. Los problemas humanos existen en la ambigüedad, la paradoja y la impermanencia; el sufrimiento, la sanación, las curas milagrosas, la sincronicidad son parte de la dinámica de las posibilidades que vibran en nuestra conciencia evolucionada... la enfermera y el enfermero consciente de Caritas 'permite el milagro'; sostiene la esperanza y la fe del paciente para que suceda el milagro ... está abierto a incógnitas, a sucesos en un orden superior, incluso dentro del marco preciso de la ciencia médica moderna y de un tratamiento concreto. Por consiguiente... está siempre abierto al misterio de un orden del universo más profundo que transcurre dentro de una perspectiva más grande de lo que la mente humana... puede albergar."

Watson, 2008 191-192

# El cuidado unitario como ciencia sagrada – Invitar a los milagros

He situado esta recopilación de "invitación a los milagros" dentro del marco de la visión del mundo de la Ciencia del cuidado unitario como ciencia sagrada (Watson, 2018, 2005; Watson y Smith, 2002). Este contexto de "conciencia del milagro" unitaria es una invitación para que lo sagrado, el espíritu y el misterio regresen a nuestro mundo de la vida y del trabajo. La noción misma de "unitario" ya reconoció, en los estudios sobre seres humanos unitarios de principios de la década de los 70, la pandimensionalidad irreductible e indivisible de los humanos. La pandimensionalidad, e incluso transdimensionalidad de la energía, se observan como algo no lineal, sin atributos espaciales o temporales; patrones de ondas que cambian continuamente de una frecuencia más baja a una más alta (el trabajo de Rogers a principios de 1970 sobre seres humanos unitarios).

La naturaleza de la teoría del cuidado transpersonal, el cuidado unitario y la ciencia sagrada resaltan supuestos tales como:

1. Cada momento trasciende el tiempo, el espacio y la fisicalidad.
2. La conciencia es energía que se manifiesta en ondas de energía de alta frecuencia.
3. Las experiencias humanas son a la vez inmanentes y trascendentes - abiertas y continuas con la evolución de la conciencia unitaria del universo.

En esta visión evolucionada, el pensamiento unitario es una forma de "vivenciar el infinito" (Smith, 1999). "Vivenciar el infinito" se descubre en estos relatos y momentos milagrosos de las enfermeras y enfermeros. En los relatos, hay una percepción de trascendencia del mundo físico y material; una expansión del tiempo y el espacio; se honra el despliegue y el abrazo del misterio, la conexión espiritual, los estados alterados del ser, las maravillas místicas, otras dimensiones de otras realidades y el Amor Divino. (Smith, 2010; Watson, 1988, 2018).

Esta perspectiva metafísica unitaria es menos arrogante, menos piadosa y más accesible, más auténtica (Lather, 2017); revela muchas formas de experiencias espirituales con lo divino, en las que habitan, tienen fe y creen millones de personas de todo el mundo. Lather sugirió que hiciéramos nuevas preguntas sobre nuestro mundo real: ¿Cómo serían las prácticas para apelar a lo santo? Esta obra rinde homenaje y afirma: *Todo lo que uno experimenta es su propia verdad*. Como indicó Heidegger, las historias conmovedoras hablan por sí mismas.

Los milagros y misterios trascienden el conocimiento racional, los patrones de pensamiento, la mentalidad habitual y el "tener sentido". Sin embargo, millones de personas en todo el mundo han experimentado lo que llaman misterios, milagros y fenómenos inexplicables. Asimismo, las culturas no occidentales parecen reconocer los milagros más libremente.

Por ejemplo, según mi experiencia, en la India, Filipinas, América del Sur y África los milagros son bastante normales. En México y en otros países de habla hispana, hay una apertura y una celebración de los milagros en el mundo de la vida y de la muerte. En una conferencia reciente a la que asistí junto con 500 enfermeras y enfermeros en México, pedí que levantaran la mano todos los que hubieran vivenciado un milagro. Fue abrumador ver cómo casi todas las enfermeras y enfermeros del público levantaban la mano. Sin embargo, nuestras instituciones y nuestras visiones del mundo científicas y convencionales no dejan espacio para las nociones metafísicas y místicas vivenciadas por enfermeras y enfermeros. Por ejemplo, fenómenos como la conciencia no local, la energía, el alma, los estados alterados de conciencia, las coincidencias, los fenómenos místico-psíquicos y sobrenaturales, la presencia de ángeles, las apariciones, los fantasmas, lo no-racional, los espíritus guías etcétera.

# LOS 10 PROCESOS DE CARITAS®

1. Aceptar valores humanistas-altruistas mediante la práctica de la bondad amorosa, la compasión y la ecuanimidad con uno mismo y con los demás.

2. Estar verdaderamente presente, posibilitando un sistema de fe, de esperanza y de valores; honrar el mundo subjetivo interior, la propia vida y la vida ajena.

3. Tener sensibilidad con uno mismo y con los demás mediante el cultivo de las propias prácticas espirituales; ir más allá del ego y del yo hacia la presencia transpersonal.

4. Entablar y mantener relaciones basadas en el amor, la confianza y el cuidado.

5. Permitir la expresión de sentimientos positivos y negativos, manteniéndonos verdaderamente presentes para escuchar a los demás

6. Buscar un modo creativo para la resolución de problemas y la búsqueda de soluciones mediante el proceso de cuidar; el uso integral de uno mismo y de la propia habilidad en las prácticas de cuidar-sanar mediante la utilización de todas las formas de conocer/ser/hacer/devenir.

7. Comprometerse en el estudio y la enseñanza transpersonales dentro del contexto de la relación de cuidado; permanecer dentro del marco de referencia de los demás evolucionando hacia un modelo de coaching enfocado a mejorar la salud y el bienestar.

8. Crear entornos sanadores en todos los niveles, incluyendo un entorno energético sutil adecuado para la presencia auténtica durante el acto de cuidar.

9. Asistir con respeto reverencial con las necesidades básicas como si de actos sagrados se tratasen, repercutiendo en la mente, el cuerpo y el espíritu de los demás y alimentado la dignidad humana.

10. Abrirse a lo espiritual, al misticismo y a las incógnitas, posibilitando los milagros.

# Los ángeles

*ÁNGELES Puedes ver a un ángel en cualquier momento y en cualquier lugar. Por supuesto que hay que abrir los ojos a una especie de segundo nivel, pero no es muy difícil. El asunto de lo que es realidad y lo que no es nunca se ha resuelto, y probablemente nunca se resolverá. Así que me trae sin cuidado el ser demasiado categórica con las cosas...*

María Oliver
*Caballos Azules; Poemas*
(www.goodreads.com/wok/quotes/40167110)

"Por lo tanto, cuando estamos listos,
somos libres de abrazar a los ÁNGELES,
junto con una nueva visión de la ciencia,
de nuestro mundo, de nuestro universo.
Nos damos cuenta de que podemos
reencantar, re-espiritualizar nuestro
mundo; podemos hacer que cada
momento sea sagrado, incluso en el
seno de culturas profanas, materialistas
y corporativas. Entonces practicamos
la gratitud por cada regalo de la vida
– abrazamos la belleza, la verdad, la
honestidad, la creatividad, la poesía, la
música, la literatura, el teatro y el arte...
nos despertamos y entramos... en el
espíritu humano, en el corazón y en el
alma de 'una vida preciosa', la nuestra y
la de la poetisa Mary Oliver."

Watson, 2018: 58, 59

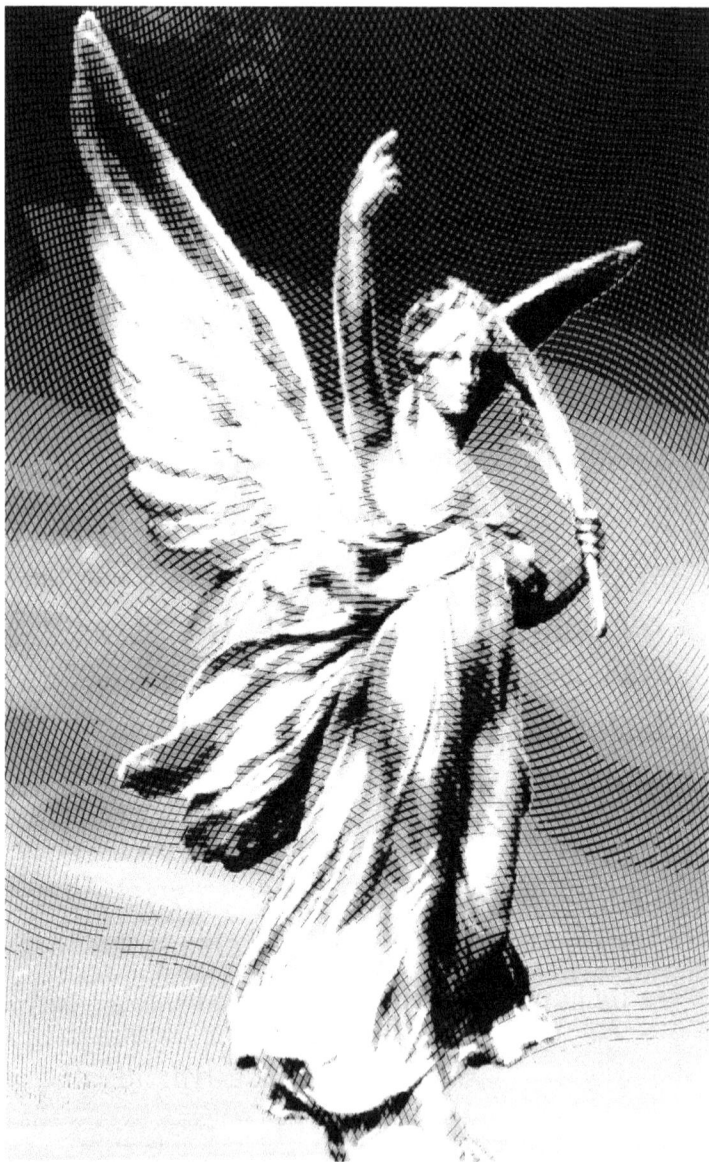

A partir de este despertar consciente, es posible que necesitemos unas gafas de sol nuevas y cascos protectores para "ver" de otra manera, para prepararnos para los milagros, los misterios, las incógnitas, las paradojas, los ángeles, las ambigüedades, el misticismo, la oración, la fe, la confianza, la gratitud, las bendiciones y el alma que las enfermeras y los enfermeros presencian aquí.

*Te digo la verdad. Si tu fe es tan pequeña como una semilla de mostaza, y le dices a esta montaña "Muévete de aquí a allí", se moverá.*

*Nada te será imposible.*

Marcos 17:20.

# Conclusión:

En esta recopilación, al ofrecer relatos y escenas de sus vivencias personales de misterio / milagros, las enfermeras y los enfermeros se unen a santos y yoguis, a poetas, artistas y a escritores inspirados a través del tiempo. Las enfermeras y los enfermeros son de manera especial testigos y protagonistas de múltiples milagros, en formas pequeñas y grandes; milagros que son inimaginables o inexplicables. Los milagros ocurren, en modos que no se ajustan a nuestras experiencias habituales, y que abren nuestros corazones y mentes para reflexionar sobre los ángeles, la intervención divina, los místicos y las incógnitas. Esta recopilación anima, re-inspira y re-encanta el mundo de la atención médica, uniéndonos a través de nuestras creencias humanas compartidas.

Quizás es aquí donde se nos invitará a todos a traspasar ese velo sutil entre el aquí y el allá y, en el ensueño, hacer una reverencia ante aquello que hace que cada uno de nosotros participemos en un universo divino y milagroso. En palabras tanto de poetas como de científicos, en esta obra, validamos a Walt Whitman: "En lo que a mí respecta, todo es un milagro" y a Einstein: "... Vive tu vida como si nada fuera un milagro o como si todo fuera un milagro. Saber poco es peligroso. También lo es saber mucho." Después de leer estos relatos y momentos metafísicos, misteriosos y milagrosos de enfermeras y enfermeros, las preguntas retóricas que quedan, son:

### ¿Cree en los milagros?

### ¿Puede creer en estos milagros tal como han sido presenciados y contados por las enfermeras y los enfermeros?

**Crea o no crea en ellos, ¿puede encontrar milagros en su vida?**

# REFERENCES

February 2nd 2018: Christian Post: Retrieved from:
    https://www.christianpost.com/news/
    survey-9-in-10-americans-believe-in-miracles.html)

Dickinson. Emily (1924). A clover and a bee. In *The complete
    poems of Emily Dickinson.* Boston, MA: Little,
    Brown.

Dillard, Annie (1982). *Teaching a stone to talk*: *Expeditions
    and encounters*. New York: Harper & Row, pp. 40 –
    41.

Dossey, L. (1997). *Prayer is good medicine*. San Francisco:
    Harper.

Lather, P. (2017). *(Post) critical methodologies: The science
    possible after the critique. The selected works of Patti
    Lather.* New York: Routledge.

Mark 11:24. *King James Bible*.

Oliver, Mary (2009). *Mysteries yes. Evidence: Poems by Mary Oliver.* Boston, MA: Beacon Press.

Pew Forum on Religion (2010). Retrieved from: (https://www.npr.org/templates/story/story.php?storyId=124007551)

Rogers, M. E. (1970). *An introduction to the theoretical basis of nursing.* Philadelphia, PA: FA Davis.

Smith, M. C. (2010). Nursing and Discipline of Nursing. In M. C. Smith and M. E. Parker (Eds), *Nursing theory and nursing practice.* Philadelphia, PA: FA Davis.

Watson, J. (2005). *Caring Science as sacred science.* Philadelphia, PA: FA Davis.

Watson, J. (2008). *Nursing: The philosophy and science of caring.* (Rev. edn.) Boulder, CO: University Press of Colorado.

Watson, J. (2018). *Unitary caring science: The philosophy and praxis of nursing.* Louisville, CO: University Press of Colorado.

Watson, J., Smith, M. C. (2002). Caring science and the

science of unitary human beings: A trans-theoretical discourse for nursing knowledge development. *Journal of Advanced Nursing.* 37(5), 452- 461.

Wilber, K. (2000) in Watson, J. (2018). *Unitary caring science.* Louisville, CO: University Press of Colorado, p. 62.

# Adelita Gonzalez Martinez Denipote

## Estudiante de Doctorado en el Programa de Posgrado en Enfermería

## Brasil

Corría el año 2012, yo era enfermera obstétrica, pionera en la atención de partos domiciliarios planificados en una de las capitales del sur de Brasil. Contaba con un equipo bien estructurado, recursos materiales y logísticos para la asistencia. En mi práctica obstétrica ya entendía que asistir a una mujer en el parto trascendía el cuerpo físico y era necesario tener una visión más amplia de la existencia humana y, en ocasiones, hacer uso de algunos recursos alternativos para acceder a las diferentes dimensiones existenciales.

Con el deseo de ampliar y profundizar mis

conocimientos sobre la sabiduría ancestral del cuidado en el parto, me embarqué en un viaje de inmersión al interior del país para aprender este oficio con las parteras tradicionales. Fue entonces cuando, en la pequeña y mística ciudad de Alto Paraíso de Goiás, y a pesar de llevar diez años trabajando en obstetricia, me consagré como partera del alma. Y es este breve pero profundo rito de iniciación el que comparto con ustedes.

A la ciudad habían ido a vivir muchos jóvenes procedentes de todo el mundo en busca de paz, espiritualidad y una vida más natural. Los bebés no solían nacer allí, no había atención médica hospitalaria especializada y, los que nacían allí, lo hacían accidentalmente o en casa, sin asistencia profesional. La única partera de la ciudad ya se había jubilado y se dedicaba a enseñar su oficio a forasteros como yo, interesados en la cultura y los conocimientos tradicionales. En cuanto se enteraron de que había llegado a la ciudad una enfermera obstétrica, unas mujeres embarazadas organizaron inmediatamente un encuentro colectivo y aprovecharon la oportunidad para aclarar dudas sobre el parto. Preparé los temas para trabajar con ellas, pero fue en el último encuentro donde me pasó algo peculiar. Ese día, las parejas compartieron la historia del embarazo, calcularon la fecha probable de nacimiento usando las fases de la luna, encontraron y escucharon el corazón del bebé por sí mismos y dibujaron a sus bebés en sus vientres.

Al final del encuentro, una pareja, él de Rusia y ella de Argentina, me llamaron de una manera particular. Aunque esta embarazada ya había tenido su primer parto en casa, sola, y estaba muy segura de sí misma, me pidió que la acompañara en este segundo parto. Le agradecí la confianza y la invitación, pero le respondí que no podría atenderla, ya que ella se pondría de parto exactamente cuando yo partiría de regreso a mi ciudad. Ante la situación, insistí en que era una mujer muy sana, segura y preparada y que, al igual que en el primer parto, todo iba a salir muy bien, sin necesidad de asistencia profesional (como con nuestros antepasados). Ella insistió con firmeza, me miró a los ojos y me dijo: "pero esta vez realmente necesito que estés conmigo." En ese momento sentí que algo muy fuerte me penetraba el alma y decidí aceptar la invitación para tranquilizarla de alguna manera, aunque difícilmente iba a estar en la ciudad para atenderla.

Pasaron los días, vi a la pareja un par de veces y el embarazo avanzaba muy bien. La noche antes de regresar a mi ciudad, me sorprendió una llamada telefónica a las once de la noche. Me pidieron que me preparara porque me iban a venir a buscar. La madre había roto aguas y pedía que la ayudara. Yo me alojaba en una granja en el campo a ocho kilómetros de la ciudad, y ella vivía en lo alto de un cañón a otros diez kilómetros de distancia. Poco después de la llamada llegaron unos amigos para llevarme al lugar de nacimiento. En el camino me advirtieron que era un lugar aislado, sin luz y de muy difícil acceso. Confieso que me sentí un poco incómoda. La noche era cálida, con un cielo limpio lleno de estrellas y una enorme luna llena que iluminaba el camino. Durante el viaje permanecí en silencio, introspectiva, y como nunca antes lo había hecho, sentí un inmenso deseo de pedir protección a la fuerza de esa luna.

El acceso fue realmente difícil, subimos con un auto de tracción, enfrentándonos a desniveles y muchas rocas. Llegamos al lugar del nacimiento, una casita de adobe, de forma circular y con techo de paja, construida por la propia pareja, muy parecida a una choza indígena. Dentro estaba todo muy oscuro, una sola vela iluminaba la habitación. La mujer, que estaba arrodillada recibiendo un masaje en la parte baja de la espalda por parte de su marido, me miró y me dijo: "Me alegro de que hayas llegado, estoy haciendo fuerza, pero el bebé no sale." Sonreí y pedí examinarla.

La frecuencia cardíaca estaba bien. Sin embargo, al realizar el examen de tacto vaginal, pude ver que uno de los brazos de bebé estaba atravesado en la vagina y se podía ver salir la manita. El bebé estaba en posición transversal, una situación que inmediatamente requeriría un parto con cirugía. En una fracción de segundo me quedé inmóvil, mis pensamientos iban a mil, tratando de acceder a algún archivo mental para saber qué hacer en ese momento. Respiré hondo y le dije a la mujer embarazada que iba a buscar algo de material en mi bolso. Necesitaba ganar tiempo, incluso sin tenerlo. Estábamos en lo alto de un cañón, a unas cuatro horas del hospital más cercano, llevar a una mujer embarazada con dilatación completa y a su bebé con el brazo saliendo de su vagina no parecía la opción más sensata para intentar salvar sus vidas. Internamente accedí a una escena de mujeres que morían en sus casas durante el parto en un tiempo pasado lejano, en la época medieval. Entonces, en un acto de gran fe, le pedí en silencio a Dios toda la fuerza ancestral de las parteras y mujeres que ya habían dado a luz para que me guiaran sobre qué hacer. En este momento, escuché una voz que me susurraba al oído "ahora debes ser una verdadera partera." En ese mismo instante supe exactamente lo qué hacer. Con la confianza y entrega de la mujer que estaba a mi cuidado, y las incómodas maniobras que tuve que realizar con cierta dificultad, la mano del bebé volvió al útero y su cabeza encajó en la parte superior de la pelvis. Al monitorizar la vitalidad fetal, no pude escuchar los latidos de su corazón, así que le pedí que empujara como nunca en su vida, para que naciera el bebé. Rápida y ágilmente se levantó de la cama, pidió a su compañero que la sostuviera por debajo de los brazos, se puso en postura primitiva de cuclillas y en el segundo empujón nació, con los brazos abiertos al mundo, llorando alto. El alivio, la paz y la alegría iluminaron el ambiente.

Este fue un gran encuentro transpersonal. La una al servicio de la otra, salimos transformadas, restauradas. Su alma sabía que tanto su vida como la de su hijo necesitaban ser atendidas. Mi alma sintió que necesitaba estar con ellos en el momento del parto. Este evento cambió mi vida profesional, la forma de entender y asistir a las mujeres y sus partos. Fue un verdadero rito de iniciación, una iniciación a los conocimientos ancestrales y a los misterios de la vida.

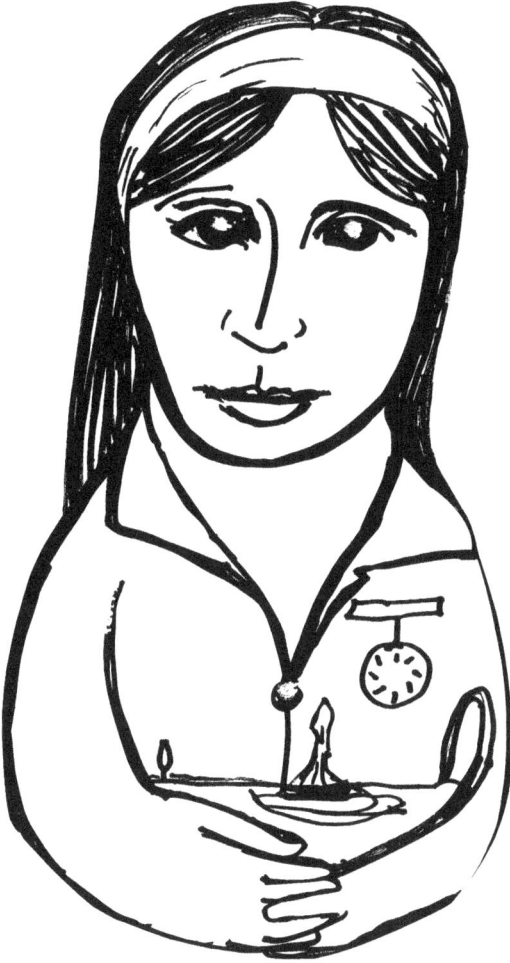

# Adriana Silva

Licenciada en Enfermería, Coordinadora del
Cuidado Humanizado la Ciencia del  Cuidado
Uruguay, Caritas Coach®

Uruguay

Era una noche de verano de enero del año 2004. Mi Madre murió mientras yo estaba a su lado. Ella era el ser más bello que he conocido, honesta, íntegra, luchadora y madre amorosa que me enseñó que la vida se vive con valores.

Hacía menos de 2 años se le había diagnosticado cáncer mamario.

Los médicos me habían informado que desde ahora su tratamiento solo sería brindarle calidad de vida. La noticia fue desoladora. A pesar de mi formación como enfermera, no podía entender lo que estaba sucediendo. Mi relación con mi madre era muy estrecha y solo de pensar que no la vería más fue muy duro.

Transcurrieron esos casi dos años y no hablamos de su enfermedad, ella no lo hacía y yo respetaba su silencio.

Solo me importaba verla feliz, y escucharla reír me daba mucha paz.

Cuando llegó el día en que emprendió su viaje final, era verano, hacía calor, pero yo sentía frío. La vi irse en paz.

Lloré mucho y por muchos, muchos días, casi no dormía y la tristeza me había ganado, el tiempo pasaba y no había logrado sanar.

Una noche me fui a dormir como siempre, y esa noche ocurrió. Mientras dormía sucedió un hermoso sueño. Allí estaba, parada junto a mi cama. Mientras me tomaba las manos me dijo: "Tienes que estar tranquila, yo estoy bien." Sentí sus manos delgadas sosteniendo las mías, su presencia y su protección fueron tan reales que jamás dudé que ese día ella vino a cuidarme, a consolarme y a protegerme como lo había hecho durante toda su vida.

Desperté con una paz que hacía tiempo no sentía, y su presencia aún me abrazaba. Esa misma mañana se lo conté a mi esposo, quien me escuchaba entre atento y sorprendido, y con lágrimas en los ojos.

A partir de su visita todo comenzó a mejorar y pude sanar.

Cada vez que recuerdo ese momento, me emociono y

las lágrimas comienzan a brotar.

Han pasado más de dieciséis años y recuerdo ese momento tan emocionada como aquel día, con la alegría de saber que tuve una madre maravillosa.

Hoy es el Ángel que guía mi camino, mi maestra. No pasa un día en que no la recuerde. He compartido y comparto con ella todos y cada uno de mis logros, con la seguridad que siempre está a mi lado.

He sanado y he aprendido a vivir sin su presencia física, pero su presencia es constante, su amor fue y es tan grande, que me acompañará por siempre.

# Ana Inês Lourenço da Costa

Enferrmera Especializada en Salud Infantil

Portugal

**Una extraordinaria historia guardada en mi memoria.**

"Al futuro siempre entregaré lo mejor de mi pasado. Y de mi presente."
Álvaro Guerra, En el jardín de las pasiones extintas, Don Quijote, 2002

A lo largo de mi vida profesional en el área de atención a niños, adolescentes y padres diagnosticados con cardiopatías complejas, tuve la oportunidad de vivir diferentes situaciones de cuidados, muchas de las cuales no pensé que llegaría a vivir o que pudieran existir.

Este pasado difícil de afrontar, me formó, me moldeó y me hizo más madura y más fuerte para enfrentarme al presente y al futuro. La búsqueda de la libertad y la paz en todas las situaciones que viví me llevó a un encuentro más profundo conmigo misma y con los demás.

Les comparto una de estas historias que quedó grabada en mi memoria debido a la estrecha relación que entablé con la niña, que se convirtió en una adolescente, con su hermana y con sus padres, a lo largo de las diversas hospitalizaciones, consultas e incluso durante un encuentro inesperado en una playa, en un momento de ocio, vacaciones y descanso. Este encuentro no planeado nos acercó, nos unió, nos marcó y fue importante porque utilicé esta playa y este mar maravilloso en un contexto hospitalario; la adolescente estaba viviendo situaciones difíciles.

Cuando conocí a J., ella todavía era una niña en edad preescolar que vivía con su hermana gemela, su madre y su padre en una ciudad lejos de la capital. El diagnóstico realizado al nacer fue vivido con cierto temor por los padres, pero fueron sumamente rigurosos con la vigilancia y el control de la enfermedad de su hija, habiendo creado con gran cuidado un ambiente de adaptación y normalidad.

A lo largo de los años, compartí varios momentos de agudización de la enfermedad y de los tratamientos, y fui viendo cómo J. crecía y se convertía en una adolescente llena de proyectos para el futuro.

Durante el transcurso de la enfermedad, escuché las preocupaciones y los temores de J. y de sus padres, establecí una relación de cercanía y confianza con ella siempre los acompañé con mi presencia física, compartí planes de futuro y estrategias de adaptación a su enfermedad, escuché, lloré, guardé silencio y los abracé en varias ocasiones en las que estuvimos juntos. Sin embargo, a veces sigo pensando si no hubiera podido hacer más… Esos momentos eran tan intensos de vivir que a veces sentía que no quería estar ahí, ver y sentir la pérdida y la debilidad, ser un espectador de esa conmovedora fragilidad.

Para mí, su bienestar y aliviar el dolor físico eran fundamentales, por lo que intervenía utilizando almohadas para ayudar con la postura, cambios frecuentes a la silla, masajes, ayuda con la higiene corporal con mucha delicadeza. Tocar una piel escamosa, seca, inflamada y frágil que presentaba nuevas heridas a diario fue un desafío para mí. El respeto por los deseos y anhelos de J. y de su familia, así como por lo que era importante para ellos, era una prioridad. Me di cuenta de que el respeto de su ritmo era fundamental, ese ritmo tan diferente al mío, que estaba determinado por mi turno, mis preocupaciones, mis prioridades y mi miedo a fallar. Pero ese dolor psicológico permanecía en J. y en su familia y yo era consciente de que nunca pude aliviarlo.

A medida que avanzaba la enfermedad, la esperanza, ese motor que impulsa la vida, el deseo y la felicidad, se fue desvaneciendo.

La desesperación causada por el fracaso del tratamiento comenzaba a impregnar la vida diaria, combinándose con el cansancio, el miedo y la incertidumbre. ¿Cómo entender las limitaciones de la ciencia? ¿Y del hombre?

La esperanza… es difícil mantenerla cuando el castillo se derrumba a nuestro alrededor, pero cada día trae un nuevo desafío, una nueva historia que escribir.

Era fundamental animar a J. a que tuviera un objetivo de vida, qué quería hacer en el futuro, a pesar de que la hubieran animado a cambiar su sueño de ser cocinera por otra profesión "con menos riesgo." Las lágrimas y las sonrisas fueron parte del viaje de cuidado de J. y muchas veces pensé: ¿qué más puedo hacer?… Sigo sintiendo que trato de comunicarme con las familias en momentos difíciles, pero reconozco que soy una persona que tiene dificultades para endulzar las cosas y encontrar palabras poéticas para describir situaciones dolorosas.

Para mí, la práctica de algunas estrategias de

autocuidado fue crucial para apoyar la intensidad emocional del cuidado de enfermería brindado a J. y a su madre en el hospital. La asistencia exigía mucho y los momentos de atención eran emocionalmente perturbadores; a menudo sentía incertidumbre, miedo y ansiedad. ¿Cómo puedo prepararme para afrontar este sufrimiento? Era importante sentirme comprometida, querer estar, confiar en mis habilidades y mi capacidad para ayudar, apreciar y estar allí por completo, en el sentido de dar.

La gran variedad de sentimientos y pensamientos de carácter existencial que experimentaron J. y su madre chocaban con los míos, dejándome insegura. Después de turnos difíciles, me di cuenta que al llegar a casa decía a menudo a mi familia: "¡Los quiero mucho!", para agradecerles el tenerlos a mi lado sanos; para reunir, cosechar y guardar todas las cosas buenas que sucedieron en mi vida; para identificar personas especiales que se cruzaron en mi camino y me enseñaron a cuidar y a vivir más profundamente.

A J. y a su madre solo tengo que decirles que aprendí mucho de ellas y que les agradezco los momentos que vivimos juntas en este largo viaje hacia el infinito, lo desconocido.

Actualmente, reconozco que hay acontecimientos en la vida de los demás que se cruzan con nuestras vidas y que son inexplicables, que no se controlan y para los que no se puede buscar justificación.

Me di cuenta de que tengo una fuerza que pensé que no tenía, en un camino de autodescubrimiento permanente. ¡Simplemente hay situaciones que vives con intensidad!

La historia de J. y de su familia me permitió enfrentarme a mi propia fragilidad y a mis ansiedades y dudas. Todo lo que no tiene sentido y no tiene significado pierde espacio en el contexto de la vida actual. La pregunta que surge es: después de todo, ¿qué queremos vivir?

Termino como comencé. Esta experiencia me hizo una mejor persona, abierta y disponible para las diferentes situaciones que puedan surgir en mi vida, llevando al futuro todo lo aprendido en el pasado y todo lo que aprendo en el presente.

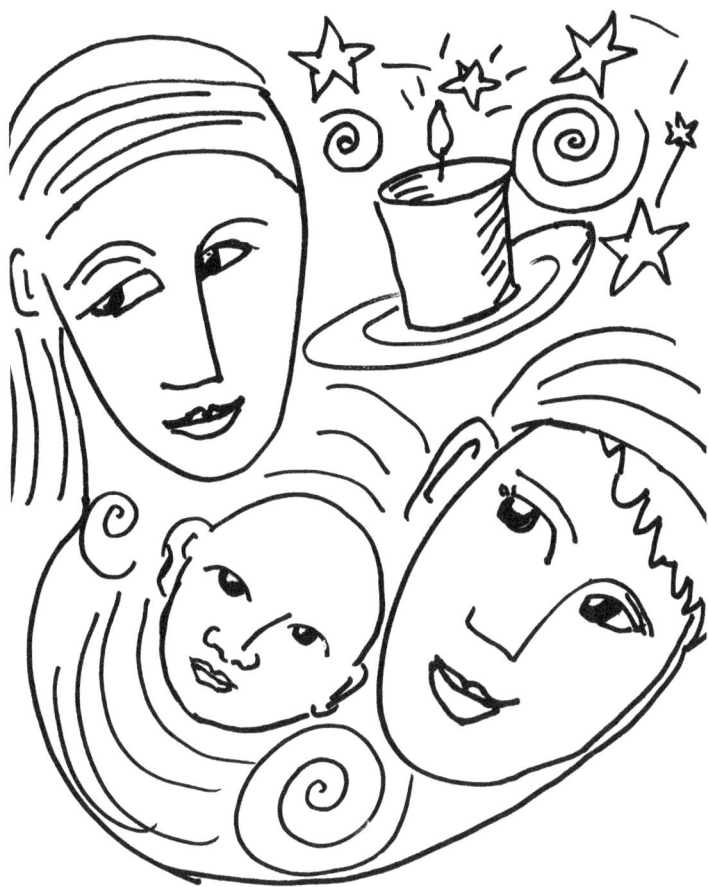

# Ángel Gustavo Díaz

Ex. Presidente de la Federación Argentina de
Enfermería 2017-2019
Ex. Vicepresidente de FEPPEN, Miembro WCSI
LIA

Argentina

**El milagro de Ramiro**

Una extraordinaria historia guardada en mi memoria

En mi larga trayectoria de trabajo he pasado por
diferentes situaciones y momentos impredecibles. Creo
en los milagros como en las cadenas de oraciones (los
nombres son ficticios por seguridad de los pacientes).

Hace 15 años yo era jefe de cuidados críticos en un
Hospital de alta complejidad de la ciudad de Córdoba,
Argentina, cuando ingresa al servicio un joven de 20

años por accidente de moto con fractura cefalocraneal expuesta, en estado de coma con asistencia respiratoria y con pronóstico reservado.

Nunca olvidaré la permanencia de sus padres en el pasillo y los rostros de angustia permanente, sumergidos en un profundo silencio.

Transcurridos 20 días desde su internación e intervención quirúrgica, observé que Ramiro había movido un pie.

Inmediatamente di órdenes al personal de que lo cuidaran como si fuera a vivir, no a morir, que es lo que se esperaba debido a su gravedad.

Todos los días tomaba su mano y le hablaba, le contaba que sus padres estaban afuera esperándolo.

Transcurridos 6 días Ramiro apretó mi mano por primera vez y así seguimos. Empezó a respirar por sí mismo, toleraba la alimentación enteral, respondía perfectamente a la medicación, no hizo infecciones intrahospitalarias y se le prestaban todos los cuidados humanos posibles. No pasaba un día que no le hablara y tomara su mano.

Ramiro comenzó con su recuperación. El trabajo de la kinesióloga y del equipo de salud que lo atendían era excelente. A sus padres ya se les permitía verlo y estar más en contacto con él, al igual que a sus hermanos y a amigos en el horario de visita.

Tras unos largos 32 días ya estaba preparado para

abandonar la terapia y decidimos que se le trasladara a sala.

Varios días fui a verlo para saber cómo se recuperaba. Un día le pregunté si él sabía quién era yo, me respondió que no, no más de lo que sus padres le habían contado.

Salí de la sala saludando cordialmente y me fui sonriendo. No importaba que no me conociera, sentí que la tarea estaba cumplida. A los pocos días Ramiro estaba en su casa con su familia para continuar con su recuperación.

Me sentí feliz. Ramiro permanecerá toda la vida en mi mente y en mi corazón por todo el esfuerzo realizado para volverlo a la vida. Aun cuando se creía que todo aparentemente no valía la pena, no era el momento de partir, me parecía injusto. Se merecía una oportunidad más.

Debo dar gracias a mi observación, intuición y obstinación que ayudaron un poquito, junto a un ejército de ángeles, a que Ramiro esté vivo.

# Carmen Gloria Collao Avilés

Doctora en Enfermería

Chile

**Suceso de Cuidado: mi milagro personal**

Ana María, amiga de muchos años, sabía que yo hacía
radiestesia, por ello me solicitó que fuese a ver a sus
padres, quienes vivían con Rosa, su hermana, que es
religiosa.

Le interesaba que viera a la madre para intentar,
mediante radiestesia, aminorar sus dolores y permitir
periodos de sueño un poco más extensos a objeto de
recuperar energías. Así, luego de dos semanas de ir
diariamente al hogar de Rosa, de conversar muchísimo

con ella acerca de la enfermedad de su padre, de la posibilidad de una muerte cercana de la madre, y del miedo que ella tenía a que esto aconteciera, me enteré, por casualidad, de sus problemas de columna y de los dolores permanentes que sufría en silencio.

Me mostró radiografías y resonancia nuclear magnética (RNM). Le ofrecí intentar aminorar su dolor con radiestesia. Sus ojos se iluminaron ante tal ofrecimiento y ante la posibilidad de tener una vida un poco más normal y sin tanto sufrimiento.

Rosa tiene 58 años, es religiosa misionera desde 1973. Antes de tomar los votos se tituló de profesora básica, lo que significó que su congregación la destinara a trabajar como docente en distintas ciudades del país. Luego de ocupar el cargo de Directora en un Colegio Católico, es trasladada a Bolivia, donde permanece diez años. Se siente plena porque está consagrada al Señor y a la vez, desarrolla su profesión. Su contacto con los niños a través de sus enseñanzas la hacen muy feliz. En 1986, aún en Bolivia, sufre por primera vez malestares intensos en la columna que la obligan a consultar al médico. En esa oportunidad, logra solucionar sus dolencias con medicamentos.

La familia de Rosa es muy cristiana. Su padre fue diácono en una iglesia cercana a su residencia hasta que su precario estado de salud le impidiera ejercer su ministerio. La madre, por su lado, apoya todas las tareas emprendidas con mucho cariño y admiración.

En 2000 Rosa regresa a Chile, pues su madre se encuentra gravemente enferma. De esta manera, solicita dispensa a su congregación para asumir los cuidados de sus padres. Ambos pertenecientes a la tercera edad, tienen un estado de salud muy comprometido, en especial la madre, anciana de 89 años, portadora de insuficiencia cardiaca y una incipiente Enfermedad de Alzheimer, quien manifiesta continuo cansancio y se queja de dolores, especialmente de su pierna izquierda, operada y con prótesis de cadera. La anciana requiere cuidados integrales con gran despliegue de fuerza física por parte de Rosa para poder movilizarla, en especial cuando solicita que la levanten.

El padre, operado de la próstata y con Enfermedad de Parkinson, constantemente se observa muy nervioso y apenado, tanto por ver a su mujer cada vez más comprometida, como por su incapacidad para ayudar a Rosa en los cuidados de la madre.

La conversación con él refleja también mucho miedo por el desenlace, que él presume se va a producir luego. Sin embargo, el tema de la muerte no se toca en la familia, y esto le preocupa. El problema de coordinación motora y la tensión nerviosa permanente del padre le ocasionan caídas y golpes habituales que afectan emocionalmente a Rosa, quien no puede atender simultáneamente a ambos, aunque verbalmente ella no lo manifiesta.

El problema de la columna sufrido por Rosa hace más de veinte años comenzó a agudizarse al punto que decide consultar a un médico traumatólogo, quien le indicó una RNM de columna lumbar, que en su diagnóstico concluye que se trata de una Discopatía en las vértebras L5 –S1 con otras alteraciones de las mismas, sumado a un pequeño nódulo discal que le provoca dolor permanente en zona e incapacidad para permanecer en decúbito ventral. Sin embargo, rechaza un tratamiento ofrecido y decide "soportar sus dolores", como ofrenda al Señor. Sus dolencias se han acentuado desde hace dos meses, fecha en que su madre ya no puede levantarse. Sin embargo, su condición religiosa le hace sufrir sus intensos dolores en forma silenciosa, los que se acentúan con el trabajo de movilización que demanda su madre.

Desde el punto de vista de Martha Rogers, los principales problemas de Rosa son del Factor I (Interacción), en los puntos de intercambio, comunicación y relación. Del Factor II (Acción), en los puntos de moverse, escoger y valorar y del Factor III (Toma de conciencia), en los puntos de despertar, sentir y conocer.

Todo ello se traduce en dolor; cierta impotencia

funcional; nerviosismo por no poder realizar de forma adecuada las actividades de cuidar a sus padres; un cierto agotamiento en su rol de cuidadora, dado que ya van casi cuatro meses de actividad intensa, especialmente con su madre; estar alejada presencialmente de su vida religiosa y de su vocación de maestra de escuela; no solicitar ayuda para ella; falta de conocimientos y habilidades para utilizar efectivamente sus energías.

Con este apoyo científico, elaboré mis propios diagnósticos de Enfermería y me propuse los siguientes objetivos con Rosa: Disminuir su dolor de 10/10 (EVA) a 5 ó 4/10 (EVA), mejorar la movilidad, de manera tal que le permita desarrollar tareas auto impuestas, y ayudar a Rosa a afrontar sus miedos y temores ante la inminencia de la muerte de la madre.

Propuse las siguientes intervenciones, sin plazos acotados: crear atmósfera de cuidados, encendiendo incienso con aroma de bergamota; escucha activa; radiestesia; interconsulta a terapeuta floral; ejercicios de mecánica corporal para evitar sobreesfuerzo; aumentar sus espacios de actividades fuera de la casa; escuchar CDs de relajación, meditación y sanación; masaje sutil.

## Desarrollo Del Proceso De Cuidado

El Proceso de Cuidado se inicia con la preparación de

una Atmósfera de Cuidado, entendiendo ésta como el entorno que permita al paciente sentirse grato, tranquilo, cómodo y tratado como persona única e importante para el terapeuta, donde se le provean las terapias y cuidados acordes a los requerimientos de sus respuestas humanas.

Este entorno comprendió organizar que la habitación donde permanece la persona demandante de cuidados esté temperada, aromatizada con un incienso que le induzca a la relajación e iluminada con velas. Que la cama donde permanece acostada disponga de la cantidad adecuada de frazadas para que se sienta cómoda. Se pone música de relajación muy suave y se reserva una infusión tibia de hierbas para después del tratamiento.

Una vez lista la Atmósfera de Cuidados, iniciamos una conversación acerca de sus actividades previas a decidir su retorno a Chile para atender a sus padres. Me cuenta de los cuidados que prodiga a su madre, de cómo realiza algunas actividades con ella y de sus temores acerca de la muerte de su progenitora y la pena que le produce ver lo nervioso que está su padre. Le pregunto cómo se está cuidando ella y confiesa que un día a la semana sale en las tardes a caminar.

Valoramos la zona con dolor y la intensidad de éste, que en ese momento en una Escala Análoga Visual de 1 a 10 tiene la puntuación máxima. Sin embargo, no se queja, pero a momentos presenta una leve claudicación. Se le pide que se recueste boca abajo y se realiza radiestesia desde columna cervical, hasta sacra, bajando luego primero por la pierna derecha, y luego la izquierda, siguiendo la trayectoria de los nervios ciáticos. Una vez que el péndulo cesó de girar, realizo masaje sutil en la zona lumbo-sacra por unos cinco minutos.

Le pido que se gire y se levante. Con mucha sorpresa, la que se refleja en su rostro, indica que pudo realizar los movimientos solicitados que antes de las terapias eran imposibles de efectuar. Aunque no refiere sentir "algo especial" mientras se realiza la radiestesia, ni mientras se realizó el masaje sutil, indica gran alivio y "descompresión" de la zona afectada.

La segunda sesión efectuada con un intervalo de tres días sigue indicando cierto alivio a sus malestares, sin embargo, observo nerviosismo ante el estado de su madre que tiene oscilaciones que van desde "poder levantarse" a días en que apenas recibe alimentos.

Derivado de este estado emocional comprometido, acudo a una enfermera especialista en Terapias Complementarias, quien me acompaña a visitar a la familia. Realiza una sesión de sanación pránica a la madre, quien se relaja y duerme profundamente, y realiza preparados de Flores de Bach, para ambos ancianos y para Rosa, que deben tomar cuatro veces al día. Se le provee de un CD con música de relajación, meditación y autosanación, para que lo escuche junto con sus padres.

En las sesiones posteriores manifiesta que la angustia y el temor que tenía han desaparecido. Las sesiones de terapias se han distanciado a dos o tres por semana. Si bien la madre no ha mostrado signos de mejoría en sus enfermedades de base, sí refiere no tener dolor y contar con un mejor estado general, al punto de solicitar levantarse y ser llevada en silla de ruedas a la cocina, donde exige se le permita ayudar en tareas como pelar papas, o secar platos. El padre, por su parte, también ha evidenciado cierto control de su estado emocional: no está tan asustado y tenso esperando "la muerte de su mujer". Estas condiciones familiares también han mejorado el estado de ánimo de Rosa, quien se ve contenta, pese al cansancio del esfuerzo desplegado en la atención de su madre.

Le propongo a Rosa enseñarle radiestesia para que ella trate los malestares de su madre. Ese mismo día, sin saber de esta proposición, una de sus hermanas le lleva de regalo un péndulo, lo que ella toma como una indicación divina que debe aprender este método para ayudar a los que quiere. Le enseño lo básico. Iniciamos la programación de su péndulo y al cabo de una semana se atreve a realizar las primeras sesiones con su madre, quien cada día se ve de mejor ánimo y sin esos malestares insoportables de hace tres meses atrás.

En estos momentos del tratamiento hago especial énfasis en que las energías puedan reducir el nódulo existente en sus vértebras. Esperaremos hasta diciembre para que vaya a una nueva revisión con el traumatólogo e indique una RNM de control y poder verificar si el nódulo ha reducido su tamaño. En caso de no haber conseguido este propósito, sí se ha logrado que Rosa tenga una mejor calidad de vida, toda vez que la intensidad de su dolor ha disminuido a menos de la mitad (EVA 4/10). Se encuentra menos nerviosa, con niveles bajos de ansiedad y en mejores condiciones para atender a sus padres, en especial a la madre, que es más demandante por su grado de dependencia. Asimismo, se observa más alegre y sigue tomando un día de la semana para salir y hacer las cosas que desee y sin sentimientos de culpa.

Es probable que la aplicación de estas terapias complementarias no altere el proceso natural que significa la muerte de la madre, más aún cuando su estado de salud es precario y su edad, avanzada. No obstante, a través del tratamiento con radiestesia, se mejoró el entorno familiar y la disposición a un afrontamiento efectivo de un evento natural por el que debemos transitar todos los seres humanos.

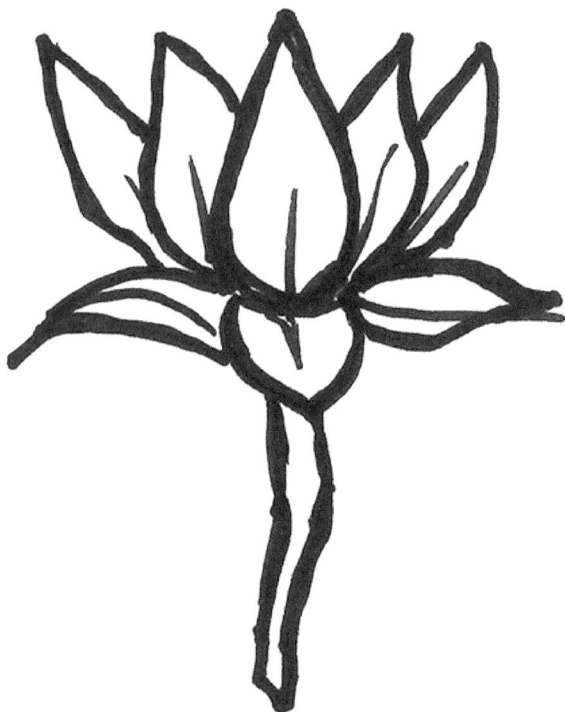

# Carolina Leiva Arancibia

Magister, Caritas Coach®

Chile

**El milagro de honrar el útero sagrado**

Recuerdo como si hubiera sido ayer el relato de mi paciente, a quien llamaré Mary:

*"Nada me dio señales de que tuviera cáncer incipiente. Siempre había ido a hacerme los exámenes y las pruebas de Papanicolau anuales habituales, o sea que fui como de costumbre, después de varios eventos dolorosos a nivel familiar y personal. Tengo miedo y estoy enojada por el diagnóstico, pero decidí enfrentarlo de lleno."*

La única opción que le dio el médico a Mary fue

una histerectomía total. Mary estaba impactada y confundida, y me comentó que unas amigas le hablaron de la sanación mundial del útero realizadas mensualmente y a distancia por una mujer maestra de Reiki que había escrito libros relacionados con la energía femenina y el poder de nuestro útero.

Comencé a investigar sobre el tema y a partir de la lectura de estos libros comprendí que el útero es la matriz de vida, es un centro energético de creación, y sus atributos son similares a los de la Madre Tierra. Por lo general las mujeres se acuerdan de él sólo cuando viene la menstruación, les duele o están embarazadas, ya que la mayoría están desconectadas emocional y cognitivamente de su útero.

Mary comenzó a realizar rituales diarios, invitando a sus ancestras a su espacio sagrado e hizo ofrendas a la tierra, meditando y enviándole amor y sanación durante un mes.

Cuando llegó el momento del control para programar la cirugía, Mary le solicitó al doctor que reiterara nuevamente exámenes, los que confirmaron que el cuello uterino de Mary estaba totalmente sano. Desde ese tiempo a la fecha, continúa con su útero saludable.

Este misterio y milagro, y otros más que he visualizado en las personas que el universo me da el privilegio de acompañar, me han permitido sanar en mi interior muchas situaciones, además de aprender a vivir con entusiasmo, con muchas iniciativas. Ahora paladeo la vida sólo con respirar, con contemplar un paisaje o escuchar una buena música. Tengo muchas ganas de aprovechar cada instante de vida. Todavía más que antes, quiero ser útil a los demás y disfrutar de todo lo que se ponga a mi alcance.

Cada vez que presencio el milagro de una persona, como el caso de Mary, veo la vida de otra forma, como si a través de sus experiencias yo me fuera transformando también, mirando la enfermedad desde otra perspectiva. Hoy me considero más valiente y trato de tomarme las cosas con más calma.

Cada vez que atiendo a una persona con cáncer, ya no visualizo la experiencia de la persona como algo negativo, sino como algo distinto que hay que saber enfrentar y dejarse llevar por la fe y la esperanza.

Es tan valioso envolverte del cariño de tu familia y amigos, dejarte mimar, crear un mundo paralelo al real, es decir, cuando venga un bajón, anotar un plan para poder sonreír ante la adversidad.

Hoy veo milagros todos los días. El milagro de ver un rostro enojado transformarse en una linda sonrisa, ver el amanecer sobre el océano es un milagro, ver como una pequeña semilla se convierte en un frondoso árbol es un milagro. ¿A qué llamamos milagro? ¿No es reconocer la integridad, la gran plenitud de la vida que se expresa a cada momento? El milagro de los seres vivos que nos rodean; el milagro del vapor que sale de una buena taza de café…. en los milagros cotidianos, en la propia naturaleza o en lo maravilloso de nuestra creación.

Sin importar que sean cortas o largas, nuestras vidas cotidianas están sincronizadas con las inquietudes primordiales que son el Amor, la paz y la hermandad.

# Erika Caballero Muñoz

Directora Fundación Latinoamericana de Cuidado
Humanizado; Caritas Coach®

Chile

Me he especializado en el área de enfermería y en algún momento me obnubilé por las tecnologías de información y comunicación, sin embargo, después de vivir el cáncer, me di cuenta de que, aunque tengas la mejor tecnología, si no la usas bien, con un sentido humano, para actuar con compasión, no tiene un significado positivo y nos lleva a alejarnos de las personas que cuidamos.

Desde el año 2015, Caring Science me ha ayudado a descubrir que, mediante el buen uso de la tecnología y la gestión del cuidado, se puede cuidar con cariño y humanidad. En investigaciones realizadas, al preguntar por la satisfacción de las personas hospitalizadas pude evidenciar que a pesar de que los pacientes señalaban estar satisfechos, el aspecto menos logrado era el sentir que la enfermera no los escuchaba. Al preguntar en focus Group a las enfermeras sobre su satisfacción con el cuidado y la gestión de enfermería, pude observar que su relato era estar satisfechas, sin embargo, muchas señalaron que corrían todo el día y cuando se iban del hospital tenían la sensación de no haber escuchado a los pacientes. Enfermeras y pacientes concuerdan en el relato, entonces, al buscar evidencia para llenar este vacío, encontré la caring science, y esto me permitió ver en forma práctica el cómo actuar con sentido humano de una manera simple y profunda.

En esa búsqueda de unión de la ciencia del cuidado y el buen uso de la tecnología estaba, cuando el 31 de diciembre de 2009, recibí el diagnóstico de cáncer de mamas, fue muy fuerte para mi la manera poco amorosa de la doctora que me realizó la ecografía mamaria y me dio el diagnóstico. Salí muy afectada llorando, estaba mi marido esperando, quien no entendía nada lo que pasaba; en ese momento llegó una amiga, que fue un ángel para mí, Carla Claeys enfermera y docente, conocía a la enfermera jefe de la Fundación más importante del cáncer en Chile, y me dijo nos vamos para allá de inmediato. Consiguió una hora con el Dr. Waintrub quien me tranquilizó y me explicó los pasos a seguir para el diagnóstico y tratamiento. La biopsia dio como resultado un cáncer de mama derecha difuso muy invasivo. Mil sentimientos pasaron por mí, pero mi mayor temor era morir y dejar mis 3 hijos desprotegidos.

Me dieron fecha de operación el 2 de febrero de 2010, el día 1° pedí la unción de los enfermos, un sacerdote carismático amigo de mi suegro, él fue a mi casa, conversamos casi una hora y me preparo espiritualmente para los resultados positivos o negativos que tendría la terapia. Cuando salimos al living, estaba mi familia, mis amigos, y la familia de mi marido, deben haber sido unas 20 personas; entonces el sacerdote le pidió a cada uno que me hiciera imposición de manos pidiendo para mí la sanación. Cada uno pasó y me impuso las manos diciendo porque querían que yo me recuperará. Fue una experiencia muy bella, cada vez que alguien me imponía las manos yo sentí una contracción en la mamá como si el tumor se encogiera. Al día siguiente me operaron y tenía un tumor de 9 cm, encapsulado, ganglios sanos, era totalmente diferente a lo que mostraba la ecografía, mamografía y biopsia.

Me indicaron quimioterapia y radioterapia, más terapia hormonal. Antes de las quimioterapias me pusieron un catéter y fue una experiencia muy deshumanizante, técnicamente muy correcta, pero nadie me explicó, ni educó de los cuidados que debía tener. Luego comencé las quimioterapias y no supe hasta la tercera quimioterapia que drogas me estaban poniendo, las enfermeras eran técnicamente perfectas, pero no se acercaban a explicar, ni a conversar acerca de mis sentimientos, de lo que necesitaba de apoyo. Después de la segunda quimioterapia, perdí mi pelo, fue realmente impresionante. Uno como enfermera sabe que esto ocurre, pero cuando te peinas y todo tu pelo esta en el cepillo, es terrible, nadie me dijo que sería así de doloroso, pues me habría preparado para ello, me fui a pelar y me compré peluca, con lo que me sentí mucho mejor, pero lo más bello fue cuando llegué con la peluca y mi hijo menor me dijo "sácatela quiero verte pelada" y me la saqué y el dijo te vez maravillosa pelada, eres muy linda. Creo que ahí recién me reconcilié conmigo misma.

Luego me indicaron que había un estudio de terapias complementarias y si quería participar, di mi consentimiento informado y me integré al grupo en estudio, para probar una terapia complementaria llamada MOA, una terapia de salud integrativa, basada en el método de salud japonés de Mokichi Okada, donde el arte ocupa un espacio importante para el desarrollo personal. Me tocó trabajar con Ikebana Korinka (arte

floral) cuya finalidad es incentivar el contacto y la
comunicación con las flores, la naturaleza y la belleza,
que permitan desarrollar una sensibilidad estética capaz
de apreciar a la naturaleza y deleitarse con ella.  Nos
hacían preparar Ikebana y luego hablábamos de nuestros
sentimientos relacionados con esas flores, en esas
conversaciones, salió el miedo a la muerte, la esperanza
de vida, la amabilidad al armar las flores, la capacidad
de estar presente y conectada con mi corazón para
saber lo que realmente me pasaba, acepté lo positivo y
negativo de mi estado de salud, honré cada persona que
se cruzó en mi camino y círculo sagrado de vida.

El 2017 tuve la oportunidad de estar con Dra. Watson
y escuchar el amor a la enfermería, y descubrí los 10
procesos caritas® y volví a recordar mi terapia.


## MI CONTRIBUCIÓN Y LEGADO EN LA CIENCIA DEL CUIDADO

Mi foco hoy es motivar en los estudiantes de
enfermería, el uso de la evidencia holística y el buen
uso de la tecnología, centrándonos en la persona; en
la interacción con uno mismo y con los otros. Esto me
ha permitido identificar un sin número de problemas
que viven los estudiantes, su soledad, sus miedos, su

falta de perdón, su rabia. De esta manera, y a través de la docencia y del uso de aromaterapia, he podido recoger las vivencias de sanación que experimentan los estudiantes, evidenciando cada vez más que toda vez que ellos cuando se encuentran a sí mismos y toman conciencia plena de su ser y de su alma, salen fortalecidos de las experiencias, se preocupan por su persona y se abren con mayor confianza a escuchar a los pacientes, en la búsqueda de la sanación mutua.

Realice el Programa de Caritas Coach este año y siento que me cambio la vida, aprendí en profundidad el trabajo con las caritas, veritas, comunitas, sutras, la importancia de la relación transpersonal, la noción ética del rostro y por sobre todo a amarme y darme espacio para mis propias prácticas de cuidado. Aprendí a ser consciente y estar presente para ayudar, miré la compasión desde otro punto de vista y mi consciente de la importancia de haber vivido el cáncer, el reconocer la realidad del cuidado deshumanizante y cómo podemos cambiarlo.

Mi legado es integrar los cuidados humanizados a la formación de profesionales de salud a través de herramientas digitales. Actualmente, he desarrollado la línea de investigacion en enfermeria informática, calidad, seguridad del paciente y aplicación de prácticas de caring science en estudiantes de enfermería.

# Haidy Rocío Oviedo Córdoba

PhD en Enfermería; PhD en Ciencias de la
Enfermería Área de concentración
Salud y Cuidado Humano

Colombia

**Sentirme cuidada por otros: historia de vida**

El siguiente es el relato de una mujer profesional
de Enfermería, quien se enfrentó a un momento de
vulnerabilidad y quiso compartir conmigo su experiencia
de la percepción de cuidado humano. Tal como me
manifestó en esa vivencia, percibió ese estar ahí por parte
de algunos profesionales.

Soy una mujer de 47 años que un día, debido a las

alteraciones dadas por una miomatosis uterina que generó anemia, debí aceptar el someterme a una histerectomía. Fue así como un domingo ingresé en una clínica de la ciudad a las 5 p.m. para prepararme para la cirugía programada para el día siguiente a las 2 p.m.

Al llegar, la primera sorpresa fue encontrar la novedad que, debido a la situación de la clínica, ahora debería traer sábanas y seguramente tener que comprar algunos de los elementos que se requerían para mi atención. Las enfermeras me lo informaron pues era su deber, ya que si yo no estaba de acuerdo, debían entonces informar al ginecólogo para mi traslado a otra clínica de la ciudad, cancelar el procedimiento o finalmente acceder bajo las condiciones de las que en ese momento me informaban.

Decidimos con mi esposo acceder a la compra de los elementos que se requerían para mi ingreso (angiocath, equipo macro goteo, solución salina y enemas) toda vez que la cirugía no podía dilatarse más, pues un nuevo periodo menstrual equivalía a disminuir aún más el valor de la hemoglobina, la cual había ido en aumento pasando de 8,3m g/dl a 10 mg/dl. El ginecólogo decidió operarme.

Luego de mi ingreso, me prepararon con la colocación de 2 enemas, uno a las 7 y otro a las 9 p.m. que fueron colocados con la siguiente explicación: "aguante lo que más pueda para que le sirva."

Esa noche fui visitada por la jefe de turno quien se presentó y me saludó cariñosamente pues en algún momento de mi vida habíamos trabajado juntas. Fue una noche tranquila. No me sentía ansiosa, pero se adelantó mi periodo menstrual, con lo cual empecé a preocuparme, toda vez que desde el primer día aparecían las metrorragias y coágulos, precisamente lo que el ginecólogo quería evitar. A la vez, el médico tenía previsto la reserva de sangre, así que esperar podría ser motivo para suspenderla.

Antes del amanecer, llegaron a canalizarme for, intentaron 3 veces y las 3 fueron fallidas. Para la última, buscaron a una auxiliar del servicio de urgencias, una veterana quien al mirarme dijo: "tiene venas difíciles", y empezó a apretar lo más que podía el torniquete. Probó una vez más en mi brazo derecho… ni yo veía por dónde pretendía ingresar el angiocath 18, sin embargo, ella intentó, y pasó lo que suele pasar cuando no palpas la vena previamente. Empezó a introducir y sacar el angiocath buscando puncionar la vena dentro de mi brazo… ante mi dolor, decidió retirar el angiocath y no insistir… Sin embargo, desde ese momento, se generó un hematoma en la cara interior de mi brazo derecho, el cual permaneció en el brazo 8 días… la frase que acompañó fue: "Póngale hielo o bicarbonato con vick", dirigiéndose a mi esposo.

Ya con el nuevo personal que ingresó a turno, fui canalizada en el MSI en el brazo. La enfermera fue quien me canalizó y pude ver la delicadeza con que hizo el proceso, buscando, palpado, usando las diferentes técnicas de dilatación de vena, haciendo una limpieza y, bueno, logrando canalizar a la que en ese momento era "la paciente de difícil canalización."

Al día siguiente, a eso de las 12 del día, me trajeron una bata desechable, un gorro y unas polainas. La auxiliar me dijo: "Quítese toda la ropa y colóquese la bata con la abertura hacia atrás, ya viene el camillero por usted."

Bueno, así fue. Me preparé. Ya me había rasurado previamente así que estaba lista. Al llegar a la entrada de cirugía era justo la 1p.m. lo cual, en el ámbito hospitalario, implica el cambio de turno, por ello me sentaron en una sala donde estaba con otras personas, una paciente diabética que se iba a enfrentar a su segunda amputación de dedo de miembro inferior derecho y que se conocía las salas y el personal, y hablaba muy fuerte de lo que le iban a realizar.

A los 10 minutos de estar allí, entra mi esposo diciéndome: "Figúrate, no hay insumos en cirugía. Debo comprar desde la sonda vesical, hasta el Bupirop y el Espinocath. No me avisaron, habiendo estado toda la mañana en la habitación. Si no, suspenden el procedimiento. Ya vengo. Voy a comprar todo."

Finalmente me pasaron a sala de cirugía, donde pude identificar a la circulante, la instrumentadora y mi ginecólogo. Una vez sentada en la camilla de cirugía y con la molestia de la toalla higiénica sostenida por mis piernas, estas fueron las palabras de la circulante: "Déjela caer que ya no la va a necesitar."

En eso, entró el anestesiólogo… Dijo su apellido, el cual dentro del tapabocas no fue muy sonoro ni claro, y me dijo: "Quédese quietica, es solo un pinchazo", y efectivamente, tan pronto introdujo la aguja empecé a sentir la sensación de hormigueo seguida de la pérdida total del control de mis piernas. Yo, por mi formación, sabía lo que iba pasar, pero el anestesiólogo nunca lo advirtió o explicó. Una vez entró el ginecólogo, la instrumentadora manifestó… "Dr., se contaminó"… Él dijo: "¿cómo? si ni siquiera he tocado nada aún", a lo que la instrumentadora respondió: "No, usted no, la paciente se contaminó… " y pues resulta que la relajación producida por la anestesia peridural generó la suficiente relajación para que mi intestino terminara de evacuar los restos del enema que me habían colocado prácticamente 17 horas antes… La sugerencia del médico fue… "Reprogramémosla"… y en un segundo pasaron por mi mente la canalización, los enemas, la anestesia y la sensación de pérdida de pertenencia de mi cuerpo. Lo que hice fue suspirar…

La instrumentadora le sugiere al ginecólogo que, teniendo en cuenta que no hay más salas disponibles, que cambien todo, ropa, instrumental, y realicen limpieza de la mesa quirúrgica y reinicien el proceso. El ginecólogo le acepta la propuesta y en una maratónica carrera, circulante e instrumentadora cambian todo, eso sí, diciéndome: "Es que contaminaste la sala… " Como si hubiese sido bajo mi absoluto control y premeditación…

Luego de esto, finalmente comienza el acto quirúrgico. El bip del monitor cardíaco estaba acompañado de una música de alabanza, la cual logró tranquilizarme, aunque estaba pendiente del movimiento de la sala, los líquidos, pues estaba consciente de todo lo que ocurría a mi alrededor.

Finalmente, mientras el ayudante de cirugía comienza a suturar piel, se acerca mi ginecólogo y me dice: "No te preocupes, todo está bien, solo que vamos a cubrirte con doble antibiótico y de amplio espectro, pues al retirar el útero, nuevamente hubo salida de residuo del enema. A pesar de haber colocado de manera preventiva una compresa en el área perineal, la consideramos una cirugía contaminada, pero no te preocupes que vas a estar cubierta para evitar complicaciones."

Bueno. Quienes lean esta historia y trabajen en el área de la salud entenderán que un profesional de la salud que tenga que estar inmerso en procesos como estos generalmente es estigmatizado con la frase "tenía que ser profesional de la salud para complicarse." Pasaron por mi mente, la peritonitis, la UCI, el lavado quirúrgico, la herida abierta. Sin embargo, la mano de mi ginecólogo sobre mi hombro diciéndome: "Tranquila, todo va a salir bien", suspendió lo que mi imaginación velozmente estaba graficando.

Una vez termina la ayudante de cirugía, empieza el momento en el cual dejé de llamarme AA para pasar a ser "la paciente contaminada", puesto que fue así como la circulante e instrumentadora me entregan a la auxiliar de recuperación. Y la enfermera: "Usted sabe que se contaminó", "es la paciente contaminada," "la sala se contaminó… " y eso que no alcancé a escuchar textualmente cómo fue descrito el motivo de la contaminación, pero pude imaginarlo, pues la expresión fue "¿cómo te parece?"

En recuperación, siguió mi situación. Empecé a sentir los dolores intensos de un posoperatorio que, para quienes trabajan en el área, saben que se trata de una de las cirugías ginecológicas más grandes. Asumiendo mi condición de paciente y conociendo que no debía hablar, trataba de tocar la camilla para que supieran que me dolía lo suficiente como para querer llorar y gritar. Al rato, llegó la señora de la amputación y otra paciente de un legrado. La auxiliar pasaba de un lado a otro, pero no se detenía a mirar, ni hablar con ninguna de las tres.

En eso se acerca la enfermera, quien me dice: "Tranquila. Ya te inicié la dipirona. Te la estoy colocando, es lo único que te indicaron para el dolor." Sin embargo, desde ese momento el dolor fue mi acompañante. La sensación de peso sobre mi abdomen, más ardor, sensación de quemadura… no sé, eran todos los dolores unidos en uno solo, y no dejaba de tocar la baranda de la camilla, tanto fue que la enfermera me dijo: "Voy a dejar pasar a tu esposo para que estés más tranquila… " Ustedes no se imaginan lo que representa para un paciente sentir a su familiar más cercano tomándote la mano y diciéndote: "Aquí estoy mi amor, tranquila." Fue volver a sentirme persona. No me quitó el dolor, pero la sensación de soledad, de indiferencia, de ser un mueble más en medio de una sala de recuperación, cambió.

Pronto, la enfermera le entregó el útero para que lo llevara a patología y me dijo: "Ya hice la solicitud de tus medicamentos para que te inicien todo en piso. Ya subes a la habitación."

El recorrido fue rápido y el traslado un poco incómodo por las lonas húmedas que fueron retiradas. Ya en la habitación me sentía más tranquila, pero en la entrega de turno continuaba con el rótulo "esta paciente es la contaminada." Aunque el dolor no se iba, señalaba con mi mano a mi esposo que me dolía mucho, él avisaba a la enfermera y a la auxiliar. Sin embargo, la respuesta era: "Ya se le puso para el dolor, no se le puede poner más"…

Y bueno, desde mi experiencia laboral sé que eso es así, hay una prescripción, una vida media, que definitivamente tiene que ver además con el umbral del dolor de cada persona, sin embargo, pensaba que seguramente si el anestesiólogo hubiese estado durante el posoperatorio inmediato habría podido darle otra opción a mi cuerpo para el dolor. Pero bueno, la realidad era otra pues trascurrieron las 10 horas más largas de mi vida, llorando y orando… Lo único que no dejé de hacer desde que llegué a la habitación fue orar y pensar en los dolores de nuestro Señor y pedirle que me ayudara… Finalmente, a las 4 de la mañana, apareció una enfermera que no trabajaba en ese piso pero que me conocía y, al escuchar mi nombre, quiso subir a saludarme y saber cómo estaba. Fue el ángel que mandó nuestro Señor, pues decidió decirle al médico de turno que me ordenara algo más para lograr que mi dolor cediera… ¡Bendito Dios que envió ese Ángel y logré empezar a sentir un alivio como a las 6 a.m.!

La reflexión que quiero dejar finalmente es acerca de nuestro actuar como profesionales, porque muchas veces somos estigmatizados como deshumanizados, y es que lo somos, cuando no llamamos al paciente por su nombre, cuando no le explicamos las cosas, cuando pueden más nuestras rutinas que las necesidades del paciente, cuando olvidamos que escogimos ser médicos, enfermeros, nutricionistas, terapistas, auxiliares, porque entendemos que nuestra vocación es el servicio y que estamos dispuestos a aliviar el dolor del cuerpo y del alma a través de nuestra vocación.

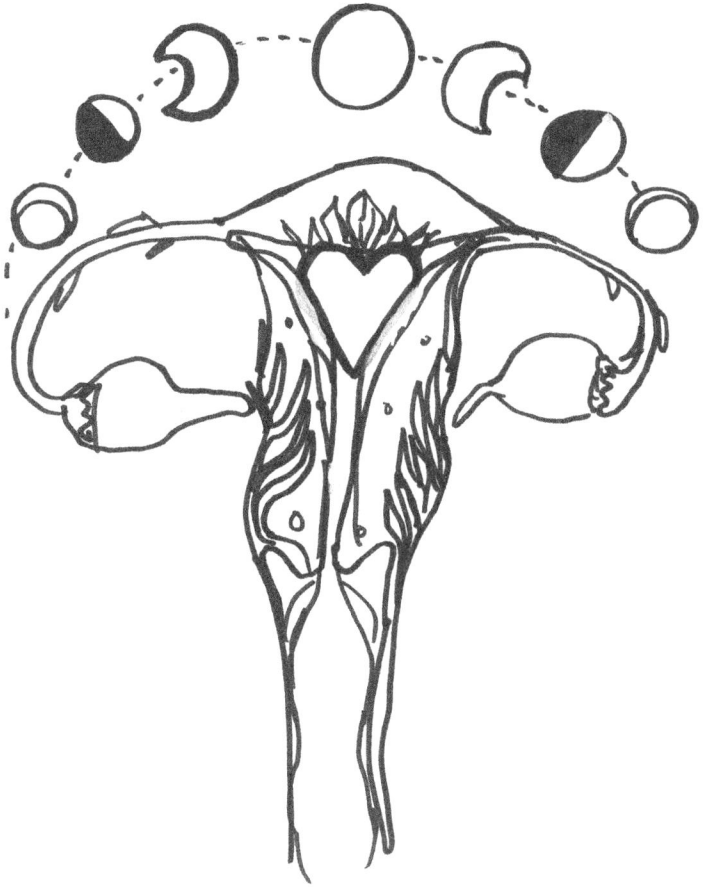

# Héctor Rosso

Enfermero, CARITAS COACH®
WCSI Faculty, CCEP Director WCSI LIA

Uruguay / EE UU

**Día de sanación.**

Este es el relato de un misterio y milagro muy personal que me sucedió un día en el final del verano del 2018 en Inglaterra, específicamente en Brighton, una ciudad costera del sur del Reino Unido.

El día comenzó con un hermoso amanecer, soleado, luminoso y cálido. En ese entonces comenzaba la jornada con una caminata de tres kilómetros hasta el instituto donde tenía clases de inglés. Allí pasaba toda la mañana y parte de la tarde. Eran jornadas de 5 ó 6 horas, realizando un curso intensivo.

Era un día muy especial porque al día siguiente

viajaba a Denver, Colorado, en EE. UU, para mi graduación como Caritas Coach del Instituto Watson.

Este programa de estudio fue un gran desafío para mí, pero aprendí mucho sobre la teoría de Jean Watson y, sobre todo, fue un proceso muy sanador, ya que con la escritura de los diferentes módulos y tópicos fui adquiriendo entendimiento en mi proceso de duelo y dolor por la pérdida de mi hija menor.

Sabía que tenía que enfrentarme a una situación muy estresante que era exponer delante de mis colegas, profesores y la misma Jean Watson para presentar mi proyecto final con el cual te recibes de Caritas Coach, con la salvedad de que la presentación es en inglés. Además, mi proyecto era escribir un libro sobre mis vivencias con mi hija menor, Julieta, en su proceso de enfermedad, cuidados paliativos y muerte, y el proceso de mi propio duelo y la forma de afrontar el dolor. El libro fue una realidad meses después, "Despertar espiritual de un enfermero, de la muerte de un hijo al amor bondadoso" (Rosso, 2019), para mi este fue un gran milagro en sí mismo, pero no es al que me voy a referir en este relato.

Estando en la clase de inglés, a mitad de la mañana de ese día en Inglaterra, comencé a tener un dolor intenso a nivel abdominal que comenzó de forma brusca. Había padecido estos síntomas en el pasado y comencé a temer lo peor… En mi país, Uruguay, había tenido dos episodios anteriores de cólicos nefríticos por litiasis renal que terminaron con mi internación para calmar mi dolor. Experimentar el dolor de un cólico nefrítico es difícil de explicar si no lo has vivido, pero les puedo decir que es un dolor insoportable, con un gran sufrimiento y uno no encuentra acomodo alguno.

El último de los episodios que viví, estuve internado por tres días hasta que pude expulsar el cálculo vía urinaria. En ese entonces el cálculo, la pequeña piedrita solo de milímetro y medio y su pasaje por mi uréter y mi uretra se hicieron sentir.

Entonces tenía claro lo que me estaba sucediendo y las posibles consecuencias. Me comencé a cuestionar y a pensar las diferentes hipótesis que podían acontecer y no eran muy alentadoras, pensando en que al otro día temprano debía viajar a EE. UU y enfrentar un viaje en avión de más de 12 horas. Muchas cosas pasaron por mi cabeza, pero traté de poner el foco en mi intención de calmarme y sanar. Salí del instituto de inglés y me fui directamente a la playa y decidí no ir a emergencia, éste sería mi último recurso. En la playa de Brighton me acosté sobre las suaves rocas de canto que conforman la costa inglesa. Ahí, en esa posición, decidí comenzar a meditar. A pesar del dolor intenso que estaba sufriendo, me concentré y puse toda mi intención en sanar y comencé a realizarme Reiki. Realmente podía sentir la energía Reiki actuando en mi cuerpo. Además, me encomendé a mi ser superior y comencé a pedir asistencia y conexión con mi esencia.

Pasaron unas dos horas y pude sentir una pequeña mejoría. Ya eran como las 4 de la tarde de ese día. Decidí retornar a mi hogar y ver qué acontecía, siempre enfocado y con la intención en ese proceso de autosanación.

Al llegar a mi casa me vino una sensación imperiosa de ir inmediatamente al baño. Comencé a realizar la micción y comencé a sentir un pequeño dolor, pero que era tolerable. En la mitad de la micción pude sentir el cálculo pasar a través de mi uretra y en un segundo sentir el ruido de la misma chocando con el agua del inodoro. Fue una sensación de pleno alivio, había expulsado un cálculo de unos 4 o 5 milímetros…

Sin lugar a dudas, esta experiencia, que fue un gran misterio al comienzo y un gran milagro al final, me dio la posibilidad de viajar al otro día y entender que estaba transitando por el camino correcto en este momento de mi vida. ¡¡Gracias Universo!!

Recordemos a nuestra teórica, la Dra. Jean Watson, cuando nos enseña la importancia de poner el foco y la atención en el Proceso Caritas® 10.

"Abrirse a los misterios y a las incógnitas existenciales y espirituales, posibilitando los milagros." (Watson, 2008).

# Referencias:

Rosso, H. (2019). *Despertar espiritual de un enfermero, de la muerte de un hijo al amor bondadoso*. Lotus Library.


Watson, J. (2008). *Nursing: the philosophy and science of caring*. (rev. ed.). University Press of Colorado.

# Javiera Catalina Cerda Figueroa

Licenciada en Enfermería, Coordinadora de Atención
Humanizada de La Ciencia del Cuidado

Santiago
Chile

## Mi Milagro

Me presento. Soy Javiera Cerda Figueroa, una persona
que nació en Santiago de Chile. Mi intuición fue estudiar
Enfermería sin tener gran noción de la carrera hasta que
en el segundo semestre me di cuenta de lo importante
que era. Bueno, después de un largo viaje, logré ser
enfermera e ingresé en el campo laboral destructivo.

Comencé a trabajar y me di cuenta de muchas cosas

las cuales viví como interna pero ahora las vivo como profesional. Me irritaba la realidad, las injusticias, especialmente en los grupos más vulnerables, como las personas adultas mayores o los niños. Hasta que en mi último trabajo me di cuenta de la gran deshumanización que tenían mis propias colegas conmigo misma, la poca empatía, compresión y compasión. Por este motivo, se acabó ese periodo. Quedé devastada. También estaba la realidad local, nacional y mundial, la crueldad humana, el poder y el egoísmo.

Esto me llevó a un gran viaje interno, en el que caía y caía en un dolor profundo, hasta lo más oscuro de mi ser, y hasta perdí la razón de vivir.

Con un viaje al sur de Chile, Dios me hizo recordar lo bello que es vivir y me llevó a este bello conversatorio que me llenó el alma, siendo un refuerzo del trabajo que hice este periodo de mi vida que no está errado sino más bien todo lo contrario.

La experiencia de la hija me volvió a encaminar a mi razón de vivir y fue un bálsamo para todas las heridas de mi alma, fue caído del cielo.

Ese fue mi milagro y ahora estoy feliz en el sur, con nuevo trabajo y nueva vida.

# Luana Tonin

Doctorado en Enfermería por el Programa
de Posgrado en Enfermería de la Universidad
Federal de Paraná

Brasil

**Experimentar el misterio en el momento del
Cuidado Transpersonal**

"La naturaleza de la teoría del cuidado
transpersonal, el cuidado unitario y la ciencia
sagrada resaltan premisas como:
Un momento dado trasciende el tiempo, el espacio
y lo físico;
La conciencia es energía, manifestada por ondas de
energía de alta frecuencia;
Las experiencias humanas son inmanentes y

trascendentes, abiertas y continuas con la evolución de la conciencia unitaria del universo."
(Watson, 2019, página 11).

Regresé a la casa de la familia después de una semana para nuestro tercer encuentro, una mañana más de mucho sol y calor. La abuela ya había llegado de su viaje y me dijo que abriera el portón y que entrara. La niña y su mamá estarían esperándome.

Al llegar a la casa, la madre estaba aspirando las secreciones de la niña, esta vez se escuchaba ruido fuera de la casa (me imaginé que debía tener bastante secreción pulmonar). Llamé a la puerta con un golpecito y la madre dijo que esperara un poco. Al poco, vino a recibirme con la niña en brazos, junto con la (larga) conexión de oxígeno conectada a la traqueotomía arrastrando por la casa para que pudiera moverse con la niña en brazos. Nos saludamos y en ese momento trabajé con el desarrollo del Elemento del Proceso Clínico Caritas 4: Desarrollar y mantener una auténtica relación de cuidado, trabajar con la verdad, con contacto visual, con comunicación siempre respetuosa, con actitud profesional pero también siempre, al entrar al hogar, ser humildes y respetar ese espacio de la vida; la llamé por su nombre favorito (Watson, 2012).

Entonces la madre me pide que me siente en el sofá

de la sala y, después de ir a buscar la tablet de la niña para que pueda ver algunos videos, dice que acababa de despertarla y por eso puede ser que llore un poco. Coloca a la niña en el otro sofá perpendicularmente a mí. La madre va a la cocina y regresa ofreciéndome café. En ese momento, me siento atendida por la madre. Una felicidad se apodera de mi ser y me doy cuenta de que nuestra relación podría estar empezando a evolucionar.

La niña ya estaba interactuando con los juguetes y videos infantiles, entonces pido examinarla porque me doy cuenta de que todavía tiene secreciones pulmonares en la traqueotomía. En ese momento, noto un ruido, como un ronquido en la base del pulmón. La madre me dice que está siguiendo el procedimiento que le enseñó el fisioterapeuta. Le pido que me haga una demostración y en ese momento la niña vuelve a necesitar aspiración. La madre vuelve a tomar a la niña en brazos y noto que la niña está tranquila en su regazo mientras ella realiza el procedimiento.

Utilizo el Elemento del Proceso Clínico Caritas 6: Usar creativamente el yo y todas las formas de conocimiento, ir más allá del conocimiento científico, tener habilidad para enfrentarse a situaciones nuevas, usar el conocimiento para crear un ambiente propicio a la sanación, reconocer e integrar que la plena conciencia de la presencia de uno mismo es un elemento eficaz de atención (Watson, 2012).

Mientras examino a la niña, hago algunas valoraciones sobre los dispositivos de traqueostomía y gastrostomía, no con el objetivo de evaluar o juzgar a la madre, sino con el de entender cómo se estaba llevando a cabo el cuidado y, en caso necesario, replantearlo juntas. En este momento, utilizo el Elemento Proceso Clínico Caritas 1: Practicar la bondad amorosa y la ecuanimidad (Watson, 2012), ver y considerar a la niña como un ser y no un objeto (solo los aparatos). Reconocí los límites y las posibilidades del cuidado, escuché a la madre con preocupación genuina, presté atención y usé un lenguaje accesible.

También en ese momento utilicé el Elemento del Proceso Clínico Caritas 9: Ayudar con las necesidades básicas, con conciencia intencional de cuidado (Watson, 2012), entendiendo las necesidades de la madre y de la niña, ya que anticipé posibles necesidades futuras de cuidado de la madre; reconocer las debilidades y facultades de la persona a la que se cuida y del cuidador. Considerar siempre el momento del cuidado como un acto sagrado.

Después de hablar con la madre y realizar algunos procedimientos a la niña, me doy cuenta de que la madre tiene mucha destreza y tranquilidad en el manejo los aparatos. La felicito una vez más por todo su esfuerzo y dedicación.

En ese momento, la madre dice que le agrada mi presencia en su casa, que mi presencia le aporta calma y tranquilidad, y dice que siente que a la niña también le agrada. Me complace saberlo. Ella me pregunta si estamos llegando al final de nuestras citas y yo le digo que todavía tenemos alguna cita más. En este momento, utilizo el Elemento del Proceso Clínico Caritas 2: Estar auténticamente presente, fortaleciendo, apoyando y honrando el sistema profundo de creencias, integré la realidad vivida y me conecté de una manera auténtica (Watson, 2012).

Después de eso, continuamos en la sala de la casa, sentadas una frente a la otra, hablando y mirándonos a los ojos, mientras la niña veía sus videos y su música infantil, perpendicular a nosotras. Le pregunto por la BERA (Brainstem Evoked Response Audiometry), ella responde aliviada que la realizó nuevamente la semana pasada y el resultado de audición de la niña fue moderado, lo que la dejó más contenta y aliviada.

En ese momento, dice que envió los papeles para solicitar oxígeno, agradeció la idea de la carta y dijo que la reunión con el neumólogo había sido más fácil.

Luego, empezamos a hablar sobre el uso de tecnologías y cómo a los niños de hoy les resulta fácil interactuar con estos dispositivos, como es el caso de la niña que estaba viendo sus dibujos animados favoritos mientras nosotras hablábamos. Y en ese momento pasa a contarme de su graduación y de la de su esposo, de lo difícil que era encontrar libros para leer. También dice que su esposo es biólogo pero que en ese momento estaba trabajando en una Universidad tecnológica y que su hijo (hijo del esposo pero que ella lo considera también como suyo), que vive en la misma casa, estaba estudiando Sistemas de Información y era muy estudioso y que muchas veces le acababa enseñado a ella cosas que ella no sabía y que era un chico atento con la hermana. Utilicé el Elemento del Proceso Clínico Caritas 2: Para estar auténticamente presente, fortaleciendo, apoyando y honrando el sistema de creencias, integrando la realidad vivida y conectándome de manera auténtica (Watson, 2012).

Sigue contándome sobre su experiencia profesional en el colegio, la adaptación de los docentes al uso de las nuevas tecnologías y esos momentos en que los alumnos no estudian por culpa de ellas. Me pregunta cómo manejamos esto en el medio académico, le respondo que durante el Máster también teníamos algunas asignaturas en el área de la docencia y que tuvimos varios debates sobre esta "era digital" y su impacto en la docencia, la didáctica del profesorado e incluso en la atención de

Enfermería.

En ese momento sentí que ella me estaba cuidando a mí y estaba segura de que nuestra relación iba evolucionando, pues surgieron varios temas. Llegué a conocer la historia de la pareja y de su otro hijo, así como su trayectoria laboral. Me di cuenta del uso del Elemento del Proceso Clínico 5: Estar presente y apoyar la expresión de sentimientos positivos y negativos - estimulé la narrativa (Watson, 2012).

Permanecíamos sentadas una frente a la otra y la niña en el sofá, perpendicular a nosotras, cuando de repente la madre me mira y me pregunta cuál es mi religión. Le digo que soy católica y ella me responde que si no me importa me va a hacer un comentario sobre mí, le digo que sí, que no hay ningún problema, entonces dice que durante mis cuidados había sido una persona que traía mucha luz y buena energía a la casa, que al espíritu de la niña realmente le gustaba yo, y que mientras hablábamos y tratábamos a la niña, había más niños a mi alrededor, que serían los niños espíritus que acompañan a la niña y que se beneficiaban de mis cuidados.

Fue un instante en el que se mezclaron sentimientos indescriptibles. Tras un momento de pausa y reflexión, le contesté que me sentía muy halagada por su comentario y que, aunque era católica, respetaba y admiraba la

Doctrina Espírita y que de vez en cuando asistía a un centro espírita.

En ese momento me doy cuenta una vez más de que nuestra relación había evolucionado. Sentí que era necesario utilizar el Elemento del Proceso Clínico Caritas 2: Para estar auténticamente presente, fortaleciendo, honrando y apoyando el sistema de creencias profundo y el mundo subjetivo de ser cuidado (Watson, 2012). Percibí una sintonía transpersonal, integré la realidad vivida y me conecté de manera auténtica, reconocí la capacidad trascendental como posibilidad para conectarse de manera profunda con el otro, honré el mundo subjetivo del ser al que cuidaba, incluso si este mundo discrepaba con el mío. Consideré entonces utilizar el Elemento del Proceso Clínico Caritas 3: Cultivar las propias prácticas espirituales y el ser transpersonal - estar espiritualmente abierto para acceder a experiencias intuitivas, creando relaciones afectivas que promueven el crecimiento espiritual (Watson, 2012).

Fue entonces, durante el encuentro transpersonal, cuando también utilicé el Elemento Proceso Clínico Caritas 10: Dar apertura y atención a los misterios espirituales y dimensiones de la existencia (Watson, 2012). Supe respetar lo que era importante para mí y lo que tenía significado para esa familia, permitir el desarrollo de lo desconocido, comprender las limitaciones de la ciencia, reconocí el potencial de la metafísica y la trascendencia.

Luego me di cuenta que durante el cuidado transpersonal sentía una mezcla de presencia, atención, amor, amabilidad, cuidado que había aprendido con esa nueva situación y que, durante el cuidado transpersonal, se liberaban sentimientos, lo que me permitía asimilar mejor mi condición de estar con mi alma presente allí, en aquel espacio, y esto me marcó profundamente.

Para lograr la sintonía transpersonal, me conecté de manera auténtica, reconocí la capacidad trascendental como una posibilidad para conectarme en profundidad con el otro (madre e hija), honré el mundo subjetivo de ser cuidado. Aunque las creencias del ser que cuida sean diferentes del ser al que cuida, es necesario cultivar el respeto.

Uno de los factores que creo que influyen profundamente en el alcance del cuidado transpersonal es la apertura del profesional a nuevas experiencias, a los misterios, a lo que no se puede "ver" o "explicar", y lo imprescindible que es la preparación espiritual previa al momento del cuidado.

Además de la preparación previa para la realización del cuidado, como crear relaciones de cuidado que favorezcan el crecimiento espiritual del propio profesional, cultivé prácticas espirituales y me preparé con oración y meditación antes de proceder al cuidado, y creo que esto facilitó el momento del cuidado transpersonal.

* Extractos tomados del diario de campo durante la realización del máster académico (Favero, 2013; Tonin et al., 2019).

# Referencias

FAVERO, L. Construção de um Modelo de Cuidado Transpessoal em Enfermagem Domiciliar a partir do Processo de Cuidar de Lacerda. 2013. 173f. Tese (Doutorado em enfermagem)- Universidade Federal do Paraná, Curitiba- PR. Disponible en: < http://www.ppgenf.ufpr.br/ TeseLucianeFavero. pdf>

TONIN, L. et al. *Transpersonal caring model in home-Care nursing for children with special care needs*. Journal of Nursing Education and Practice. v. 9, n. 1, p. 105-12, 2018.

Disponible en: <https://doi.org/10.5430/jnep.v9n1p105>

WATSON, J. (2019). *Miracles and mysteries. witnessed by nurses.* 1ª Ed. Lotus Library, Colorado,

WATSON, J. (2012). *Human caring science: a theory of nursing.* 2ed. Ontario (CAN): Jones & Bartlett Learning

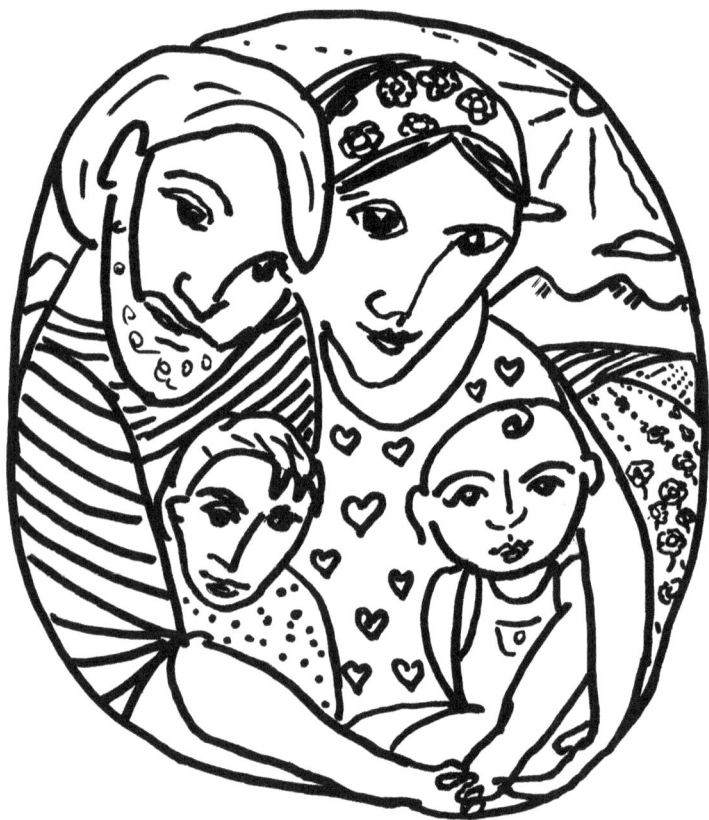

# Luciane Favero

Doctora en Enfermería por el Programa de Posgrado
en Enfermería de la Universidad
Federal de Paraná (UFPR). Enfermera del Complejo
Hospitalario Clínico UFPR

Brasil

**Darse por vencidos nunca fue una opción**

Era junio de 2005 y Joana[1] acababa de dar a luz a su primer hijo, Solís, fruto de su matrimonio con su gran amor, Antonio. El embarazo había sido muy planeado y deseado, especialmente después de haber sufrido anteriormente tres abortos espontáneos. Sin embargo, debido al cambio en sus niveles de presión arterial y al riesgo de complicación por su salud, el embarazo tuvo que interrumpirse a las 25 semanas (aproximadamente 6 meses de embarazo).

"¡Enfermera! Necesitamos una cama aquí en la UCI neonatal para un bebé de 650g que acaba de nacer. ¡El bebé no está bien, necesita ser admitido inmediatamente!" - informó uno de los pediatras de guardia. Comenzaron las carreras.

En ese momento trabajaba en una Unidad de Cuidados Intensivos Neonatales (UCIN) de un hospital filantrópico de la ciudad de Curitiba-PR, Brasil, y era la enfermera responsable del sector (jefa de la unidad), combinando tareas asistenciales y administrativas. En esta unidad había 35 camas divididas entre alto riesgo, cuidados intermedios y riesgo medio, casi siempre llenas. Y ese día no fue diferente. Reubicamos a un bebé que estaba en situación estable para liberar una cama de alto riesgo para el nuevo paciente que necesitaba ser ingresado.

Después de la carrera para el montaje de la cama, entra un niñito muy pequeño, envuelto en paños quirúrgicos, con intubación orotraqueal adaptada a un ventilador manual, con la piel muy fina, aspecto frágil, pero activo, con movimiento de piernas y brazos, luchando por vivir. Se realizaron todos los trámites, y una vez instalados los aparatos y los medicamentos, el bebé pasó a ocupar una incubadora en la sala de alto riesgo.

Por fin llaman al padre, que acompañó en el parto y se

encontraba angustiado en la sala de espera de la UCIN, para que vea a su hijo y reciba la primera información del equipo médico. Con mirada aprensiva, pero con voz dulce, se acerca a su hijo y se emociona.

Cuando sentí el momento difícil por el que estaba pasando este padre, me acerqué, me presenté y con la ayuda de los elementos del Proceso Clínico Caritas (PCC) estuve presente, honré su sistema de creencias, lo acogí, le permití expresar los sentimientos que sentía en aquel momento, una mezcla de la alegría por el nacimiento del hijo y miedo ante la posibilidad de perderlo.

Horas después, la madre, ayudada de una silla de ruedas, llega para su primera visita a su hijo. Muy conmovida, llora y le pide a Dios que salve a su hijo. En ese momento, le mostré respeto sin juzgar, aceptación, deseo de estar con ella, honrando su vida y su subjetividad. Por lo tanto, también la acogí, me presenté, estuve presente. Hubo una conexión entre nuestros seres, establecimos una verdadera relación de cuidado y confianza en ese momento de cuidado.

Pasaron los días, días buenos (con signos de mejoría para Solís, que, aun siendo muy pequeño, presentaba buenos signos clínicos - parámetros vitales y pruebas de laboratorio y de imagen dentro de los límites de la normalidad, ganancia de peso) y otros muy difíciles (con empeoramiento del estado general, pérdida de peso, empeoramiento del estado clínico, aumento de los parámetros ventilatorios, uso de fármacos vasoactivos, etc.), lo que trajo un torbellino de emociones a esa familia que se encontraba a diario en la UCIN, siguiendo y registrando cada momento de su hijo. Antonio siempre llevaba una cámara consigo y se aseguraba de grabar cada uno de los avances de Solís.

Un día, después de más de un mes de hospitalización, Solís empeoró y le diagnosticaron shock séptico. Tuvo cuatro paros cardiopulmonares en un solo día, requiriendo reanimación cardiopulmonar en todos ellos. Se llamó a la familia para informarles y para que se prepararan para el peor desenlace. Uno de los paros aconteció cuando los padres entraban en la unidad, pero la visita se interrumpió para permitir que el equipo actuara para atender a Solís.

La conversación entre el equipo médico y los padres fue muy difícil. Se convocó a la psicóloga para atenderlos y al servicio de capellanía para brindar consuelo espiritual. Se informó a la familia, que escuchaba en silencio con la mirada baja, lágrimas en los ojos y rostros de incredulidad, sobre el estado crítico de salud del niño, la posibilidad de pérdida inminente o, en caso de supervivencia, de secuelas graves y persistentes derivadas de esta situación.

Todo el equipo estaba conmocionado. Reinaba el silencio. En este momento, es necesario tratar de crear un ambiente energético más liviano, permitir que las personas vuelvan a sí mismas y respiren, reflexionen para poder seguir adelante. Como el capellán estaba presente en la unidad, le pedí unos momentos de oración, que cantara alabanzas para que quienes quisieran participar pudieran reponerse. Los padres presenciaron este momento junto a la cuna de su hijo (el box de Solís estaba junto al puesto de las enfermeras, que es donde se estaba rezando) con la mirada atenta a lo que sucedía. Lloraron, se abrazaron, se arrodillaron y rezaron.

Ellos no se desanimaron y nunca se rindieron. Creían en la recuperación y curación del niño. Su fe era inquebrantable. Se colocaron símbolos religiosos junto a la cama de Solís, siguiendo las normas de seguridad y de prevención de infecciones, pero con la alegría de entender que nos manteníamos en el marco de esa familia, respetando sus creencias, valorando su dolor y sufrimiento. Bajo solicitud de la familia, se permitió la entrada de un sacerdote que realizó el sacramento del bautismo en Solís, así como la entrada de dos testigos (padrinos), como requiere la Iglesia y por deseo de la familia (la unidad solo permitía la entrada diaria de los padres y de los abuelos los domingos).

Hoy, cuando observo la ciencia de la atención unitaria

y los elementos caritas-veritas, me doy cuenta de que estas acciones están en consonancia con el séptimo elemento Caritas y la palabra veritas "Equilibrio", ya que hay momentos en los que se necesita un equilibrio entre lo que se requiere como profesional de la salud que trabaja en la UCI y las necesidades del paciente y la familia. Las reglas se pueden flexibilizar para satisfacer mejor las necesidades de los demás, para estar dentro de su marco de referencia, respetándolos, atendiéndoles plenamente con sus significados.

Fueron días difíciles. Mucha angustia por parte de la familia, mucha lucha por parte de Solís y dedicación de todo el equipo médico. Poco a poco, Solís fue mostrando signos de recuperación. ¡Con cada victoria del hijo, los padres festejaban! El equipo sintió toda la energía y también expresó sentimientos de gratitud, alegría y satisfacción. Esto nos conectó aún más y la relación de cuidado evolucionó, se mantuvo y se hizo cada vez más auténtica.

Después de un tiempo, Sólis ya estaba sin ventilación mecánica asistida (¡respiraba solo y ya pesaba 1 kg!) y fue trasladado a la sala de cuidados intermedios. La familia había esperado durante mucho tiempo que alcanzara 1 kg de peso. Ese día llegaron con una tarta para que el equipo celebrara el aumento de peso de su hijo. Fue un día muy feliz, con muchas fotos y celebraciones de una victoria más del pequeño Sólis.

Fue entonces cuando una compañera de enfermería le pidió a Joana que se sentara junto a la incubadora de su hijo. Sin hablar, tomó a Solís y lo colocó cuidadosamente en el regazo de su madre. En ese momento, fue imposible contener las lágrimas. Los padres y el personal se emocionaron al presenciar el primer contacto piel a piel entre madre e hijo, después de más de un mes de hospitalización. Al utilizar de manera creativa el yo y todos sus conocimientos como parte del proceso de cuidado, se hace referencia al sexto elemento caritas-veritas en el que la expresión de actos que van más allá de lo convencional son formas de cuidado-recuperación, promueven la sanación y propician que el/la enfermero/a se convierta en un campo de caritas.

Los días siguientes fueron aún más mágicos, ya que el padre también pudo tomar a su hijo en brazos (realizamos el llamado "método canguro[2]"). Se incluyó a los padres en el cuidado del niño (cambio de pañal, realización de alimentación por sonda, estimulación ante el déficit de leche materna, etc.). En todo momento la familia agradeció a Dios y cantó alabanza a su hijo, agradeció al equipo y recuperó la esperanza en la plena recuperación de Solís. Durante estos momentos, se permitió a la familia hablar sobre su experiencia, compartir sus miedos y ansiedades y celebrar cada victoria del niño. Jean Watson entiende la expresión de sentimientos positivos y negativos como una forma de conexión profunda entre el cuidador y la persona cuidada, que potencia, nutre y fortalece la relación de cuidado.

Un día, Solís comenzó a tener síntomas que indicaban que algo iba mal. Hipertermia, apnea, vómitos, distensión abdominal. Tuvo que volver a alto riesgo y fue intubado nuevamente. Le habían diagnosticado una enterocolitis que requirió nuevos antibióticos, la inserción de un catéter venoso y soporte de hidratación intravenosa.

La familia volvió a estar firme. Tristes y aprensivos pero seguros de que todo saldría bien.

En total, fueron más de tres meses de hospitalización.

La relación que se estableció con los padres fue muy especial. Aunque otros bebés prematuros y graves ya habían pasado por la UCIN, esos padres tuvieron un impacto único en mi vida. Pude cuidar de manera genuina y auténtica. Nuestra relación fluyó y me sentía cada vez más conectada con ellos, de manera que sentía angustia y celebraba sus victorias. Estar presente, practicar el amor, la bondad en el contexto del cuidado, honrar y respetar sus creencias, alimentó nuestra relación y permitió que tuviera lugar el cuidado transpersonal.

El alta de Solís fue motivo de alegría y satisfacción

para todos y más aún para los cariñosos, dedicados y confiados padres. Hubo tarta de despedida, obsequios al equipo y lágrimas de alegría por poder presenciar ese momento. ¡Además de muchas fotos, por supuesto!

Con el paso de los días, Joana llevaba a Sólis a visitar a las "tías enfermeras" de la UCIN en los días de consulta externa. También hubo una fiesta de cumpleaños dentro de la UCIN, con pastel, aperitivos, música y muchas fotos.

Hoy, casi 16 años después de su nacimiento, Solís es un adolescente sano, lleno de sueños y planes. De manera inexplicable, e incomprensible para la ciencia, no se evidenciaron secuelas a raíz de sus 135 días de internación. A pesar de la extrema prematuridad de Solís y de los procedimientos y terapias necesarios para mantenerlo vivo, que por sí mismos son capaces de provocar serios cambios físicos y lesionar un cerebro en desarrollo (como hemorragia cerebral, discapacidad visual, discapacidad auditiva, retrasos motores); a pesar de los cuatro PCR que produjeron un suministro inadecuado de oxígeno al cerebro, de la duración del ingreso capaz de causar retrasos en el desarrollo y daño sensorial debido a la fuente constante de luz, sonido y estímulos dolorosos de una UCIN (que puede ser devastadora para un ser en desarrollo), Solís no muestra secuelas.

¡Eso es el milagro! Lo que no se puede explicar.

Estar abiertos y aceptar que no tenemos control y que hay eventos en nuestras vidas que son inexplicables. Confiar en el poder sanador de la fe, que trasciende lo físico, ir más allá y aceptar el misterio.

Joana se licenció en Derecho (un sueño que tenía desde su juventud) y Antonio mantuvo su sonrisa, su forma de ser bromista y fiestero hasta su último día, cuando lo ingresaron y se lo llevaron las complicaciones de una infección por COVID-19. Hace casi dos meses.

Ahora Joana y Solís están librando otra batalla. Sin embargo, esta lucha es por el dolor de la pérdida, la ausencia del padre y del marido. Mi deseo es que encuentren fe y fuerzas renovadas y puedan volver a sonreír y a celebrar la vida.

# Referencias

BRASIL. Ministério da Saúde. Atenção humanizada ao recém-nascido: Método Canguru: manual técnico/ Ministério da Saúde, Secretaria de Atenção à Saúde, Departamento de Ações Programáticas Estratégicas. – 3 ed. – Brasília: Editora do Ministério da Saúde, 2017. Disponible em: http://bvsms.saude.gov.br/bvs/ publicacoes/atencao_humanizada_metodo_canguru_ manual_3ed.pdf Acesso em: 12/05/2021

---

[1] Los nombres son ficticios para proteger la identidad de los involucrados.

---

[2] El método canguro es el nombre que se le da a la atención humanizada al recién nacido de bajo peso, una normativa pública brasileña que tiene como objetivo reducir el estrés y el dolor del bebé, mejorar su neuroconducta y desarrollo psicoafectivo, promover la vinculación con los padres y mejorar las tasas de lactancia, entre otras cosas, a través del contacto piel a piel entre madres/padres y el recién nacido. (Brasil, 2017).

# Luiza Maria Moura Dias Rodrigues

MSc, Enfermera especialista en Salud Infantil y Juvenil

Portugal

**Historia de una enfermera en Pediatría**

Hace unos años les pregunté a mis compañeros de enfermería por qué habían elegido esta profesión, y todos los presentes respondieron unánimemente: "para ayudar a los demás." Actualmente, todos los profesionales de la salud son reconocidos como personas que ayudan a los demás, son fundamentales en momentos de gran angustia, como ahora, en un momento de pandemia.

Además, cuando realicé un estudio de investigación académica, una madre me confió que, durante el ingreso de su hija, el enfermero resultó ser un elemento fundamental para ella, siempre presente, diciendo que fue "como un bastón" que nunca la dejó caer, incluso en momentos en los que ya no tenía fuerzas para soportar tanto sufrimiento causado por la enfermedad de su hija.

Ser enfermera/o es no dejar a nadie solo, apoyar, dar cariño, ser altruista, mostrar empatía y no dejar nunca a nadie, aunque a veces tenga repercusiones negativas para uno mismo. La dificultad para ser enfermera/o es real, el ejercicio de su actividad profesional conlleva una gran angustia emocional y en ocasiones hasta el agotamiento. Cada enfermera/o al principio del ejercicio de su profesión elige el lugar de trabajo, que es el inicio de un viaje. En mi caso, cuando terminé el curso de Enfermería, mi opción era cuidar a los niños/familia, y ejercer así mi profesión en un servicio de Pediatría. Cuidar a los niños fue mi primera opción, muy personal, e incluso después de 30 años en la profesión sigo creyendo que los conocimientos adquiridos hasta ahora han cambiado el panorama del cuidado infantil/familiar, donde la relación es fundamental.

Inicialmente, cuando cuidaba a niños con cáncer, la empatía, el compartir nuestras emociones, el trabajo en equipo, me ayudó a enfrentar las adversidades que se viven a diario en un servicio en el que muchas veces se agrava el estado general de los niños y en donde la muerte suele aparecer en el cuidado diario. Pero la esperanza nunca se pierde, y creemos que no va a haber un final, que cambiaremos las cosas con nuestra presencia, anticipándonos a los cuidados y estableciendo una relación auténtica.

Recuerdo a un adolescente que estuvo en estado terminal durante muchos años, sin esperanza de cura.

Cuando estaba cuidando a Tiago, que tenía unos 10 años, una mañana entré en su habitación y no se encontraba nada bien, su discurso era incoherente, estaba muy ausente psicológicamente, ajeno a lo que pasaba a su lado. Le vio el médico y, debido a su desorientación, le trasladaron a otro hospital. El niño tuvo que someterse a una cirugía cerebral. En su corta vida, un evento que fue de nuevo un momento de gran angustia. ¡Ir a un hospital que no conocía, establecer contacto con otro equipo multidisciplinario no fue fácil!

Como profesional, me sentí impotente y me entristeció no estar allí y no poder ayudarlo por tratarse de otro servicio y no tener recursos especializados para resolver su situación. A los pocos meses, este niño, Tiago, regresó a nuestra unidad con una flor, una rosa, en la mano, que le había dado el personal del servicio en el que estaba ingresado. Feliz de regresar a nuestra unidad, Tiago, de cuerpo delgado y frágil, transmitió mucha energía positiva, que consiguió compartir con todo el equipo con una hermosa sonrisa, por la felicidad de regresar a la unidad. Desde mi experiencia cuidando a todos estos niños y contactando a sus familias, la lucha contra la enfermedad y las ganas de ganar, ¡siempre han estado presentes!

Estos niños animan a los profesionales, por su valentía, por sus pequeños obsequios a través de dibujos, pinturas, por la realización de objetos muy personales para enfermera/os, que llenan su vida cotidiana, pero con sus sonrisas, cariño y amabilidad, estos niños nunca se olvidan. ¡Los niños siempre están en nuestro corazón, aunque estén lejos de nosotros!

Este cuidado transformador ha sido muy beneficioso en mi vida, en la que tenemos que estar abiertos al otro, mantener siempre la esperanza y romper algunas reglas para que el niño se sienta feliz. Todo esto es un gran misterio…

Florence Nightingale, en su época, se refirió a la Enfermería como una de las artes; se podría decir, ¡la más bella de las artes!

Por ello, incluso hoy en día, la Enfermería es un arte y cuando creemos, ocurren milagros…

Después de unos años, decidí adquirir nuevas experiencias en otro contexto profesional, pero siempre cuidando a niños. Al principio no fue fácil, porque después de haber recibido tanto cariño de estos niños y de dedicarme a este trabajo, me fue difícil no estar con estas familias. En esa unidad fue en la primera que trabajé como enfermera, sentía un gran vínculo con los niños/familias y el equipo. Pero la vida es así y tenemos que aceptar los cambios…

Así que unos años después, pude sentir emociones similares a las de mi trabajo anterior, la emoción de la gratificación, de hacer algo que cambie la vida del niño/familia. Ahora, en Salud Infantil, en un contexto de atención primaria, la gran mayoría de los niños están sanos y utilizan la unidad para vigilar su salud y actualizar las vacunas. En este contexto, muchas familias social y económicamente vulnerables también recurren a la unidad. ¡La actitud de estas familias hacia los profesionales siempre me ha sorprendido!

Es una actitud de agradecimiento, con una expresión única por medio de grandes sonrisas en presencia de los hijos, los niños muestran miradas y gestos afectuosos al relacionarse con las/los enfermera/os. A veces algunos padres son tan empáticos que nos preguntan si estamos bien, preocupados por la situación de las/os enfermera/os. Esta capacidad emocional de estas familias es sorprendente, ya que ellos también tienen problemas personales, pero logran mostrar simpatía por las/os enfermera/os y valoran su trabajo diario.

Muchas veces, la/el enfermera/o es el único

elemento que logra resolver una situación que no se ha abordado previamente. Satisfacer las necesidades de las familias es un desafío constante, que requiere que la/el enfermera/o conozca la cultura de la familia, sus creencias, sus necesidades y el respeto. Siempre debemos demostrar disponibilidad y empatía a la hora de cuidar. Muchas de estas familias viajaron miles de kilómetros para llegar a Portugal y tener una vida mejor, lejos de su familia.

A la hora de cuidar a esta población hay que tener en cuenta su cultura, estilo de vida e idioma, lo que se traduce en un trabajo exigente pero gratificante.

Para Fernando Pessoa "El valor de las cosas no está en el tiempo que duran, sino en la intensidad con la que pasan, por eso hay momentos inolvidables, cosas inexplicables y personas incomparables."

¡Creo que en Enfermería la práctica del cuidado humanizado debe estar siempre presente y nunca se olvidará!

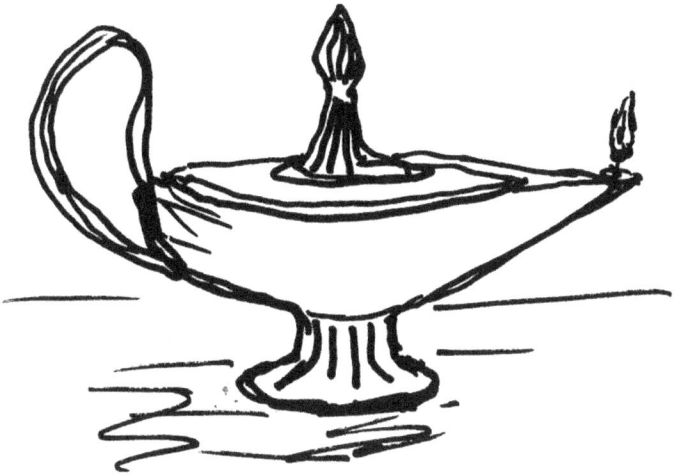

# Márcia Leandra Santos

PhD Stud, MSN, CNS
Estudiante de Doctorado en Enfermería; Máster y
enfermera especialista en Salud Mental y Psiquiátrica

Portugal

**El misterio y el milagro de pasar la llama de la lamparita**

La suerte estaba echada en las Montañas de las Estrellas, donde nació la semilla. Fue lanzada a la tierra como estudiante de Enfermería. Fortalecida y sacudida al mismo tiempo. La carrera de Enfermería no fue fácil. El tono casi militar de algunas profesoras y enfermeras de otra época, a veces la hacían marchitar...

El tono brillante y la mente abierta e iluminada de algunas profesoras y enfermeras de otra época, la hicieron descubrirse y florecer.

El primer milagro ocurrió en una clase de Ortopedia. Una de estas brillantes profesoras de otra época, desafió a la clase: *"Escriban un texto, que puede ser anónimo, respondiendo a las siguientes preguntas: ¿Quién soy yo? ¿De dónde vengo ¿Dónde voy? ¿Qué estoy haciendo aquí?!"* Este fue el reto de la profesora: *"¡Quien no lo entregue suspende la asignatura!!"*

*El desafío dejó a toda la clase asombrada. "¿Para qué? La profesora no está bien... ¿Qué sentido tiene esto para nosotros, estudiantes de Enfermería? ¡Esta es una clase de Ortopedia!"*

En esta misma asignatura aprendimos sobre Shiatsu, Reiki, Chakras, el aura, Hipnosis, Meditación. Recuerdo haber escuchado con mucha atención a mi maestra hablar de cómo tranquilizaba a sus pacientes, en los servicios donde trabajaba, con algunas de estas técnicas. Recuerdo, como si fuera hoy, lo fascinada que estaba con todo lo que contaba y cómo me hacía cuestionar, buscando más información en revistas, libros y en internet. Recuerdo cómo hacíamos meditación antes de que comenzaran las clases y especialmente la meditación de la flor dorada y el hilo dorado que me conectaba con el cielo y la tierra.

Fascinada, comencé a hacer meditación con

regularidad. Para no suspender, comencé a escribir. ¿Quién soy yo? ¿Qué estoy haciendo aquí? ¿Dónde voy? ¿De dónde vengo? Empiezo a responder por lo más obvio: ¡Claro que soy Marcia! Pero no soy solo mi nombre, no puedo ser solo un nombre. Vengo del vientre de mi madre, pero vengo de antes de un óvulo y de un espermatozoide. Pero, antes de nada, ¿de dónde vengo? y ¿a dónde voy? ¿qué hago aquí? ¿Estudio, trabajo, me caso, tengo hijos, muero?

Empiezo a sumergirme bajo la superficie, más allá de un nombre, más allá de una línea de tiempo con eventos que solo están definidos cronológicamente y culturalmente. Me atrevo a escucharme a mí misma con más atención. Me siento en la posición de loto en la cama de mi habitación de estudiante y medito. Empiezo a darme cuenta de mis pensamientos acelerados, contradictorios y agotadores. Respiro. Empiezo a observar mis pensamientos, distanciándome de ellos. Miro mis pensamientos como subtítulos de películas. Empiezan a ralentizarse. Rara vez no pienso en nada. Es tan increíble que luego llamo a este fenómeno "el todo de la nada." De repente, en la meditación, al respirar, me encuentro inhalando "todo" y exhalando "nada." Yo soy todo y nada. Y en Todo y en Nada percibo lo sagrado, el misterio, el sentido de la vida. Me doy cuenta de que lo sagrado me habita, siempre me ha habitado y, sin embargo, solo lo conozco cuando me permito verlo, cuando lo siento, cuando me dejo llevar. Yo observo. Soy testigo de mi vida, de mí misma, de mi existencia. Soy la actriz en el escenario de la vida y soy también la directora, y "la" que está lejos y puede ver toda la 'escena'.

De noche miro las estrellas. Y cierro los ojos. Entonces me acuerdo que cuando era pequeña cerraba los ojos una y otra vez y me preguntaba por qué cuando los cerraba, veía los mismos puntitos de estrellas, las mismas estrellas en el cielo. Entonces me respondía a mí misma: "El Universo está dentro de mí."

Con estos recuerdos pasados pero vívidos, me sumerjo más: también soy las estrellas que me habitan. Al mismo tiempo que provengo del árbol filogenético común a todo *homo sapiens*, también soy una 'estrella' única e irrepetible. Y soy todas las otras estrellas también. Soy el Todo. Soy el Todo. Yo contengo el universo entero. Yo también soy Nada: vacío, silencio, quietud, espacio, oscuridad. También empiezo a observar los matices de mi propia alma, mis estados de ánimo, el desaliento, las decepciones, los logros, los desafíos, la tristeza, el testimonio del sufrimiento humano... Y sigo escribiendo.

Entro, vivo, cruzo las profundidades donde habita la negrura, observo espacios con basura, con negatividad, al mismo tiempo comienzo a aceptarlos. No sabía que existían, cómo me sacudían, la influencia que tenían en mí. Al mismo tiempo, pienso y siento: "Soy más que esto." Soy una chispa divina, con un propósito. ¿Qué estoy haciendo aquí? Cumplo mi misión... Pero ¿cuál es? ¿Por qué nací? ¿Por qué yo soy yo? Más preguntas que respuestas... ¿Qué hago aquí? Me conozco a mí misma, pensé. Me convierto en lo que soy capaz de ser, sea lo que sea. Me mejoro, me descubro a mí misma. Hago el bien a los demás, a mis amigos, a mi familia, a mis pacientes, valoro sus vidas, quienes son, estén como estén.

Constato: en la vida interior hay temblores, como hay terremotos en la superficie de la tierra. Sí. Hay profundidades oscuras que nos habitan, como hay guerras entre países. El exterior y el interior no son diferentes. Son solo dos caras de la misma moneda. ¿Por qué conocemos tanto el exterior e invertimos tan poco en el interior? Allí también hay guerras, terremotos, discusiones, violencia, basura, falta de reciclaje, falta de oxígeno, falta de presencia y nutrición afectiva. ¿Quién habita en sí mismo? ¿Yo habito en mí misma? ¿Me atrevo a vivir mis vivencias, o las dejo de lado mirando hacia afuera, viendo la telenovela, el periódico, la última película que salió en el cine, todo lo demás, sin saber de mí? ¿Soy un simple extraño?

Me sumerjo más... llego a verme a mí misma como un ser cósmico. Ya no soy solo de la ciudad de La Guardia, ni de Portugal. Ya ni siquiera soy una habitante del planeta Tierra. Yo soy del cosmos. Yo soy cosmos. Soy polvo de estrellas... no tengo solo 21 años, también contengo la edad del Universo en mí...

Me sumerjo bajo las olas, donde el océano se oscurece. ¿Cómo ver lo que hay ahí abajo? Entonces, ¿es más seguro permanecer en la superficie? Tenemos que ir al fondo. Soy la lámpara que puedo iluminarme para iluminar mi camino, mi viaje, mi espacio de tiempo aquí. Soy la lámpara al mismo tiempo que soy la luz. ¿Cómo me ilumino? ¿Cómo hago para ver?

Escucho música y empiezo a bailar. Empiezo a bailar con los ojos cerrados, en una especie de meditación bailable. Viajo a través de lo inmanente y lo trascendente. Me conecto al sol y me conecto a la luna. Estoy entre el sol y la luna, entre el cielo y la tierra. En el medio. Soy un instrumento de lo divino al mismo tiempo que soy divina. Puedo traerme luz a mí misma y puedo llevar luz a Otros. Puedo llenarme de amor y puedo llenar a Otros con mi amor.

Soy un campo naciente. Me estoy conociendo a mí misma. Yo escribo. Y lo bueno que es escribir. Lo bueno que es ver más allá de lo habitual... Qué bueno es ser como la garza y mirar hacia abajo, ver un panorama más amplio, ver desde la distancia. ¡Qué hermosos somos todos! ¡Vivir es una oportunidad maravillosa! ¿Por qué nos tratamos mal? ¿A nosotros y a los demás? La vida es un milagro que hay que proteger, ensalzar, santificar.

Finalmente, entrego el trabajo de forma anónima. No suspenderé.

Después de unas semanas, la maestra dice que le gustaría leer un texto anónimo. Empieza a leer. Tras unos instantes, sentada en mi pupitre en la clase, empiezo a encogerme, porque empiezo a escucharme a mí misma. Me da taquicardia, no me atrevo a mirar a nadie. Se leen los primeros párrafos. La profesora pregunta: "*¿Querría presentarse la persona que escribió este texto?*" El silencio acecha el aula. Nadie responde. Estoy entrando en pánico, no me gusta exponerme. Los minutos se sienten como horas... Pregunta de nuevo. Un silencio sin fin se perpetúa en el aula. Yo no hablo. Al rato, dice: "*Está bien, seguiré leyendo. Esta persona se adentró ahí, el viaje es así, así que va por buen camino.*" Continuó leyendo y yo seguí escuchándome, ahora al sonido de otra voz, otro ritmo, otro timbre. Qué bueno es escucharnos.

Después de esta experiencia tan impactante y abrumadora, hice un pacto conmigo misma. Cada día intimaría más conmigo misma, me convertiría, cada día, en un mejor ser humano, más humano. Me convertiría, cada día, en esta lámpara, en esta llama que se enciende en la oscuridad, que ilumina, cuida, pone atención, que da aliento, calor, amor y humanidad al Otro y, sobre todo, a sí misma. ¡Esta experiencia y esta profesora fueron un milagro en mi vida, capaces de cambiar la idea tan limitada que tenía sobre mí y sobre el Ser Humano! Esta experiencia cambió el trayecto que tomó mi camino profesional. Me enamoré de la vida, de la mente humana, del desarrollo personal, del autoconocimiento. ¡Mi profesora me inspiró mucho! Ella misma era una lámpara encendida, para ella y para los Otros. Pasó, no solo la lámpara, sino también la llama misma, la que logra iluminar almas y corazones. A lo largo de mi carrera como enfermera, he seguido inspirándome en otros profesores de Enfermería, ¡y a todos ellos les agradezco el ejemplo que me dieron!

Como homenaje a mi profesora de Ortopedia, por el proceso de iniciación, dejo aquí este testimonio. Y en homenaje a todos los profesores de Enfermería, que inspiran y facilitan estos misterios y milagros a sus alumnos, aquí les dejo dos poemas, escritos por mí.

¡Gracias a todos por ser la lámpara y la llama que nos permite pasar la luz y seguir alumbrando y brillando!

# El Guerrero Sagrado

Un día tú también estarás encorvado, inanimado,
rendido en el suelo.
Un día escucharás todo lo que dejaste sin hacer,
lo que dejaste sin decir o lo que no quisiste asumir.
Un día mirarás atrás y sentirás lo Grande que eras,
la inmensidad que llevaste.
El amor y la pasión que te constituían.
En ese momento, verás al Guerrero que te habita:
Las batallas que podrías haber librado
Y el potencial que podrías haber vivido...
Y ahora que has muerto y te has rendido en el suelo
perpetuo de la existencia
Y que renaciste de ti mismo, con tus dolores de lucha
Te doy la bienvenida, Guerrero Sagrado
Hombre y Mujer, Padre y Madre tiernos
Reyes y Reinas coronados en sus propios reinos y reinados.
Porque pertenecéis a vosotros mismos
¡Estrellas fugaces en el hogar cósmico!
Refleja la luz dorada simple y fuerte.
En este inmenso campo de batalla
De amor y de poder manifestados
De lo que en realidad estás constituido

**Marcia Santos**

# Nos deseo, Hombres Cósmicos

Nos deseo, Hombres Cósmicos

Que dondequiera que vayamos, la prosperidad se perfile...

el amor fecunde y... como el ser... se funda y se abra a la tierra,

deleitándose con todos los nutrientes que el hombre cosechó

y plantó...

ciclo tras ciclo...

Deseo que tengamos confianza absoluta, incluso ante un miedo

abismal.

La entrega radiante, entregada al misterio...

Los ojos cerrados, absortos y sorprendidos por lo desconocido...

Deseo, poemas de hombres, vuestros perfumes, bailados en

versos, de lo que sois y de lo que os permitís ser cada vez más...

Deseo que el amor se manifieste, en cada toque, en cada dulzura,

en cada sonido de voz libcrado...

Deseo la exquisitez de la vida, en cada dulzor emitido

desde el centro, de la esmeralda, del tesoro radiante que brilla...

El Todo vislumbrado, la perspectiva que tomó aire,

que respiró, que asumió su grandeza...

Deseo, en este ciclo de ciclos, el abrirse a vivir, a la transparencia,

a los regalos de la vida… a la manifestación carnal y sagrada

del ser.

**Márcia Santos**

# María Cristina Márquez Saavedra

Enfermera

Chile

**Milagro al despertar**

Por la noche, al disponerme a descansar, agradezco a la Divinidad el día que concluye, los misterios vividos, el servicio entregado, los logros y lo aprendido.

Ceso mi vigilia, decretando mi descanso como un proceso de desintoxicación y renovación para alcanzar la salud perfecta.

Inundo mis células, tejidos y sistemas con la maravillosa terapia renovadora de las luces de color, para lograr la sanación necesaria.

El milagro ocurre cada mañana, cuando mi reloj interno da apertura a los ojos y mi conciencia me da a conocer que una vez más estoy y soy dispuesta a otro día de aprendizajes.

Mi ser interior agradece esta oportunidad para continuar con el proceso de crecimiento, servicio y despertar, me inundo de sentimientos de gratitud y aceptación para dejar la cama.

Cada pensamiento y sentimiento generan en mi ser físico el milagro de la vida y de la sanación, inundándome de energía y fortaleza, las que puedo entregar a cada ser que acude conmigo a terapia.

Al revisar páginas antiguas de mi existencia, no recuerdo haber vivido esta maravillosa experiencia. Hago memoria y la descubro aparecida después de aquel tercer cáncer remitido, haciéndose cada vez más firme con las vivencias extremas… la última fue la de experimentar la proximidad a la muerte por el Covid.

Un pensamiento positivo, un ciclo de respiración, el latir del corazón, estar consciente de mi aquí y ahora, todos milagros maravillosos que me despiertan un permanente estado de gratitud infinita.

Mi renovada existencia me permite cada vez valorar el aquí y el ahora, agradeciendo cada minuto de la maravillosa vida, la que, siendo mi mejor ensayo, me permite ayudar a otros en su terapia.

# Mayut Delgado Galeano

Enfermera. Esp. Cuidado Crítico. Magister en
Enfermería. Universidad Industrial de Santander
Caritas Coach®

Colombia

## Guadalupe "El Milagro"

Era un día soleado de abril. Todo parecía estar
tranquilo en la unidad de cuidado intensivo neonatal en
donde había pasado mis últimos años como enfermera,
hasta que fuimos alertados para recibir a una madre
de 16 años, con 26-27 semanas de gestación que había
ingresado a sala de partos en expulsivo. Después de
un parto con mucha ansiedad, pues la bebé era muy

pequeña, esa tarde ingresó mi paciente a la unidad, una neonato prematura de 27 semanas de gestación, 860 gramos de peso, niña. En ese momento no sabía cómo se llamaba, más tarde me enteré que su nombre era Guadalupe (nombre cambiado para proteger la identidad), una bebé muy deseada, indefensa, totalmente dependiente de mi cuidado. Muchos en la sala veían que no había ninguna esperanza, decían: "Es muy pequeña para sobrevivir." En cambio, yo, al recibirla, pude sentir en su piel y ver en sus ojitos que ella esperaba que todo lo que se hiciera en la unidad no la fuera a lastimar, a dejar con enfermedad, discapacidad o a morir.

En ese momento, Guadalupe tenía necesidades fisiológicas importantes en todos sus sistemas: respiratorio, cardiovascular, neurológico, gastrointestinal, inmunológico, pero también afectivo. Siempre he pensado que entre la enfermera y los bebés se establece un vínculo afectivo que es muy difícil de probar científicamente y que muchos no entienden, pero que cuando se está en contacto con ellos se siente una conexión profunda, y es ahí donde aflora el cuidado en la enfermera.

Yo, su enfermera, estaba allí, junto a ella, sintiéndome con una gran responsabilidad por ese ser tan pequeñito, con temor, tengo que reconocerlo, pero a la vez con seguridad y con una gran vocación y amor por lo que hago y lógicamente por los bebés a los que cuido.

Cuando vi sus ojitos medio abiertos, y sentí el llanto de la mamá, creí que la vida para Guadalupe y para su mamá era posible, algo que muchos consideraban improbable. Este momento, único e irrepetible, despertó en mí una gran ternura, sensibilidad y, por qué no reconocerlo, mi rol de mamá. Rápidamente identifiqué los cuidados que debía proporcionarle. En primer lugar, noté que estaba fría, así que era necesario entonces cuidarla de la hipotermia para que ésta no le hiciera daño. Cuidadosamente la ubiqué en la incubadora, le coloqué el sensor de temperatura en su cuerpecito para que la incubadora funcionara bien y, de este modo, Guadalupe entrara en calor. Posteriormente, era necesario aplicarle surfactante pulmonar, pero para realizarlo, primero debía intubarse. Aun siendo un procedimiento rutinario en la unidad, era importante que se realizara con certeza, y aunque yo no lo iba a hacer, mi presencia consciente y cuidado eran importantes para honrar la vida de Guadalupe, ya que, el control de la saturación, de la frecuencia cardiaca y mi presencia plena permitieron prevenir una de las complicaciones más temidas en estos neonatos: la hemorragia intraventricular.

Una vez instaurada la vía aérea, se administró el surfactante pulmonar. Inmediatamente noté la mejoría en su patrón respiratorio y saturación. Ahora sí debía favorecer la administración de la vía oral, por eso le pasé una sonda orogástrica y la fijé sutilmente en su labio superior. Igualmente debía favorecer el confort y una posición adecuada, colocándola en un nido elaborado especialmente para ella y, por supuesto, de ahora en adelante era supremamente importante observarla sin tocarla demasiado para no generarle estrés, y protegerla de la sepsis.

El ambiente que rodeaba esta interacción estaba enmarcado por la familia deseosa de esa beba, con un gran temor e incertidumbre por lo que podría suceder. Por lo general en una UCI se maneja un ambiente muy ruidoso y luminoso que no fomenta la adaptación de estos bebés, por eso favorecí un ambiente saludable con poco ruido y control de la luz, para lo que colocamos sobre la incubadora una manta que la protegería de ruido y de la luz y que además disminuiría las pérdidas de calor por convección. Era también importante favorecer el vínculo afectivo, inicialmente conmigo, por eso la tocaba suave y firmemente para que se sintiera tranquila y amada…

Al otro día era importante favorecer este vínculo con la mamá, punto importante para la recuperación de la bebé. Por eso, cuando la mamá llegó, la saludé, le di las indicaciones para el ingreso y luego la ayudé a ir a la incubadora donde se encontraba ella (Guadalupe).

En mi experiencia en la unidad, me he dado cuenta que no es fácil para los papás ver a su bebé tan pequeñita y llena de tantos cables y tubos. Por lo general siempre se impresionan, así que era importante que ella no hiciera este reconocimiento sola.

La mamá estaba adolorida, asustada y, lógicamente, deseosa de verla. Lo primero que me preguntó era cómo estaba la bebé; lo segundo si podía tocarla. Le respondí a las preguntas que me hizo y mientras le hablaba de su bebé, le abrí la puerta de la incubadora y le dije que la tocara suavemente, que ella iba a sentir su presencia. En ese momento acompañé a las dos en su primer reencuentro, yo solo era soporte para la mamá, pues ese momento era de las dos y consideré que lo mejor que podía hacer era permanecer callada, acompañándolas. Guadalupe se sintió complacida con este encuentro, no se desaturó, mejoró sus signos vitales, y hasta podría describir una cara de satisfacción en las dos. En ese momento sentí una gratitud inmensa por habérseme permitido ser parte de esta conexión de humano a humano, de presenciar el milagro de la vida, el amor, la confianza y la gratitud.

Cada día que me enfrento a mi rol de enfermera con estos neonatos aprendo de ellos y aumento más mi sensibilidad interpersonal, por eso, en esta conexión, ganamos muchas cosas. Ella logró una adaptación neonatal adecuada, y luego de haber permanecido por 2 meses en la unidad, sobrepasando días difíciles, acompañándonos, viéndola crecer, regalándonos cosas nuevas para aprender cada día, no solo como personas sino como profesionales, Guadalupe, la niña milagro, salió para su casita, con sus papás, feliz, sin complicaciones neurológicas. Yo gané grandes cosas. La primera, fue el reconocimiento de que cómo enfermera es importante el conocimiento en áreas básicas, pero que este conocimiento no es nada si yo no lo aplico con responsabilidad y sentido común y crítico. También fui afortunada de presenciar un milagro que me cambió como persona y profesional para siempre. Además, tuve una gran sensación de felicidad y de confort profesional, y aumenté mi sensibilidad interpersonal no solo con los pacientes a mi cargo, sino con los padres. Entendí que cada persona tiene una historia personal, un contexto particular que marca la diferencia en el cuidado, y reconocí que en esta área en la que trabajo, no solo tenemos un paciente, el neonato, sino que también nuestra interacción es con los padres, ninguno de ellos es igual, o reacciona de manera similar aun teniendo situaciones semejantes.

# Mónica García Orozco

Enfermera especialista UCI Magister en enfermería

Colombia

**El momento esperado**

Como enfermera de la Unidad de Cuidado Intensivo, desarrollaba mis actividades con el compromiso de siempre, era consciente del porqué estaba allí. Ya había terminado la especialización y en aquel momento no llevaba más de dos años trabajando en ese lugar, y era difícil ver las situaciones del día a día en la unidad.

Siempre mantenía mi espíritu jovial a pesar de ser un lugar donde los pacientes son sometidos a cirugías complejas, se vive el estrés por el ruido de monitores, y, lo más importante, los pacientes están allí porque quieren seguir luchando y viviendo su día a día debido a que padecen una enfermedad en particular: "el cáncer."

Un día llegó Milena, una profesional de 40 años, abogada, madre de dos niños de 11 y 13 años, hermosa no solo en su apariencia física, sino que reflejaba la mejor armonía de ella con todo lo que la rodeaba, definitivamente irradiaba amor, vitalidad y pasión por la vida. Pese a todo esto y a pesar de tener la mejor actitud frente a la vida, era una mujer que se encontraba sobrellevando un cáncer de mama desde hacía ya dos años y ahora estaba allí por haberse practicado una cirugía de reconstrucción de sus senos, ya que tenía todas las condiciones favorables para ésta.

La relación que al inicio tuve con Milena era la habitual. Muchas veces le preguntaba cómo se sentía. Si tenía dolor, le administraba los medicamentos, la asistía en la hora de visita y así, de esta manera, nuestra relación era empática y asertiva. Sin embargo, la cirugía al poco tiempo no mostró resultados, los colgajos e injertos colocados a Milena no funcionaron.

Durante semanas tuvo que ser sometida a muchas cirugías, que en este tipo de procedimientos es lo esperado, así que era darle tiempo al tiempo y tener fe en que se recuperaría. Con el pasar de los días empecé a ver en ella a alguien diferente, no sé si era por la edad, el estilo de vida que llevaba, las condiciones, pero para mí ella ya no era una paciente más de la unidad, sino que se convirtió en alguien especial.

Existía un compromiso hacia ella que me obligaba a ser y a tratarla diferente. Milena era una mujer que reflejaba que todo aquello por lo que estaba pasando era doloroso, pero aun así mostraba una valentía única, una fortaleza envidiable. Durante su estancia atravesó por múltiples sucesos, llegó a desarrollar un síndrome de abstinencia, un delirium y muchas veces, debido a su estado de conciencia, no tenía una respuesta verbal adecuada.

El tiempo pasaba y definitivamente la cirugía no funcionó, adquirió una infección que hizo que nada funcionara a pesar de los tratamientos, era sometida a lavados quirúrgicos periódicos y el dolor era cada vez mayor. Ese rostro de alegría, optimismo, confianza que ella mostraba en un comienzo fue cambiando y tornándose cada vez más triste. Era tal el dolor, que llegó a requerir parches de fentanyl para mantenerla libre de éste, pero aun así ella trataba de mantener una cara sonriente a la hora de la visita, a pesar del poco tiempo que tenía para estar con su familia.

Su núcleo familiar era, sin duda alguna, hermoso, en especial su relación afectiva con su esposo que siempre estaba allí para apoyarla, diciéndole constantemente lo hermosa que se veía. Con besos muy suaves en su frente y manos afianzaba lo que sentían el uno por el otro dándole a Milena un aire fresco de ilusión.

Pasaba el tiempo y para nosotros como personal de apoyo era muy triste ver en cada turno cómo la condición no mejoraba, sino que empeoraba. Ella ya llevaba más del mes hospitalizada y definitivamente estaba perdiendo la batalla… su pecho mostraba el flagelo de la enfermedad, las heridas eran severas, el dolor era inmenso y solo podíamos ver que su luz se apagaba lentamente ante nuestra mirada y accionar impotente.

Había pasado mucho tiempo y quizá por mi trabajo, perdí el horizonte, no había observado que Milena tenía una necesidad primordial a la que no le habíamos puesto atención, ¡pasamos por alto la necesidad fundamental de Milena! Sus hijos, sus hermosos hijos a los que ella había dejado en casa con la promesa de su pronto regreso.

A pesar de la enfermedad, el dolor, las cirugías, ella nunca olvidaba a sus hijos y eran su preocupación más grande, el saber que ella no podía estar ahí, pendiente de ellos; le preocupaba constantemente el no poder compartir todas las actividades diarias de sus hijos y todos los momentos especiales de ellos.

Ahora que soy madre también comprendo que los

hijos son el motor de la vida, por eso cuando Milena me preguntaba cosas como ¿Cuándo volveré a estar ahí?, ¿Podré volver a ser la misma y retomar mi vida como era antes?, ¿Cuánto tiempo más tendré que esperar? No podía dar respuesta a sus preguntas con claridad, solo podía hablarle de un tránsito más de vida.

Desafortunadamente la comprobación a las respuestas nunca llegó dado a que su condición se agravó, su deterioro era mayor; finalmente los médicos decidieron que su situación era ya demasiado compleja, que nada era efectivo y se tornó una paciente paliativa con un diagnóstico de mínimo esfuerzo terapéutico. Toda esta situación me llevó a grandes cuestionamientos. Me preguntaba constantemente ¡a qué horas pasó todo esto!, ¡ella venía para una cirugía que le mejoraría su aspecto nada más! ¡en qué momento esa vida se empezaba a esfumar! Entonces me apoderó un sentimiento de impotencia.

Al ver esa situación, y antes que empeorara más, ella nos manifestó un último deseo, ¡ver a sus hijos! y, ¡cómo no haberlo hecho antes! Me sentí apenada por ello, ¿Por qué no intuí su necesidad real previamente?… Empecé a observar las condiciones del lugar en el que nos encontrábamos, un sitio donde las visitas son restringidas, el acceso de los niños no se permite, el mismo aislamiento que tenía ella por su condición eran factores que hacían que tomar esa decisión fuera difícil y, a pesar que eran niños no muy pequeños, las dudas venían a mi cabeza; ¿Cómo reaccionarían ellos al ver a su mamá en esas condiciones?, ¿Sería bueno que ellos la vieran así?, su cuerpo, sus heridas, ¿Con qué recuerdo se quedarían ellos de su madre? Ella ya no era la misma que había dejado su hogar ya casi 60 días atrás para someterse a una cirugía que iba a mejorar su vida.

A pesar de las contradicciones, las dudas y de los cuestionamientos, arreglamos todo para que ella y sus hijos pudieran verse.

Era una tarde, de un día que para nosotros también se convertiría en algo especial, trascendental; era el día que ella iba a ver a sus hijos después de tanto tiempo; tocarlos, sentirlos y por supuesto ellos también iban a ver a su mamá.

En ese momento el tiempo parecía que se hubiera detenido en la UCI y que solo importaba el cubículo en el que estaban ellos, unidos, en familia, como no lo hacían desde hacía mucho tiempo atrás. La alegría que tenía el ambiente ese día no tiene descripción alguna, la felicidad que ella mostraba llenó nuestros corazones, pareciera que ese instante se había vuelto perdurable. El día se hizo memorable para cada uno de nosotros, pero quizá lo más importante para mí fue cuando al finalizar mi jornada y antes de irme, ella cogió mi mano y me dio las gracias por haberla dejado ver a sus hijos; en ese momento, sentí quizá la satisfacción más grande que he podido tener como profesional, sentí como la relación que creamos durante el tiempo que llevaba allí estaba llena de sentido. El milagro de hacerla feliz ante tanto sufrimiento, se manifestó.

Los días pasaron y finalmente Milena perdió la batalla. Me pregunto ¿quizá eso era lo único que faltaba para que ella pudiera descansar, estar en paz y poder irse tranquila? El vacío que dejó fue inmenso y su recuerdo es imborrable. Fue una experiencia de vida para todos y aún más para los que tuvimos la fortuna de estar ahí con ella. Milena fue y seguirá siendo un ejemplo de vida. Es por eso que aún conservo una medalla que le tenía su madre en la cabecera de la cama durante su estancia hospitalaria y simplemente cada vez que la miro, recuerdo la valentía y la fuerza que siempre tuvo para hacerle frente a su enfermedad y a su dolor.

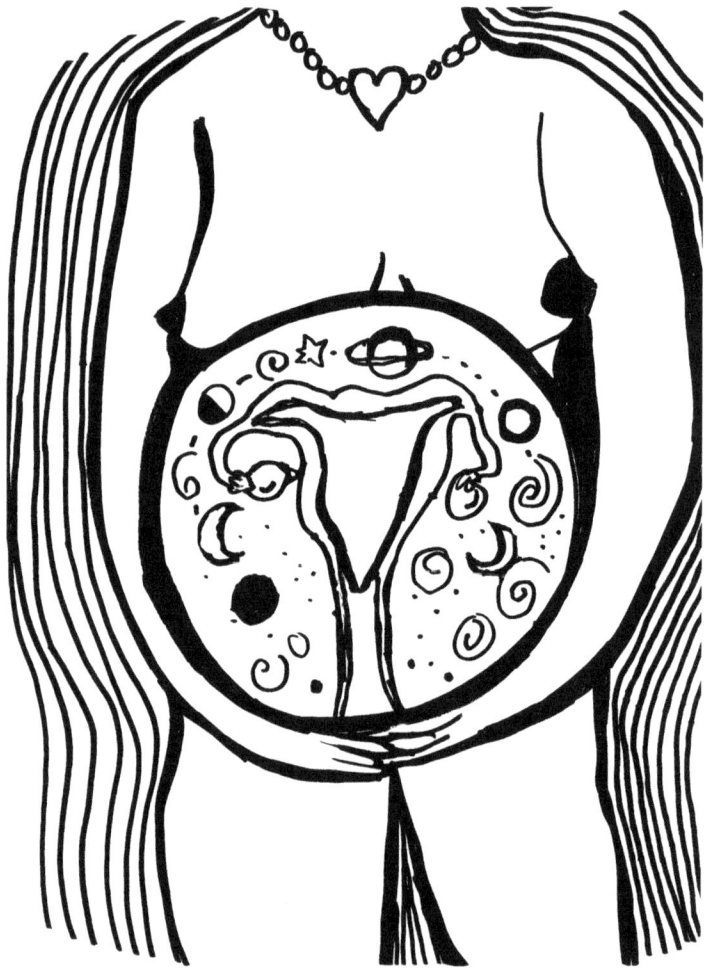

# Naiane Ribeiro Prandini

Estudiante de Doctorado en Enfermería

Brasil

**La intuición guiando la atención profesional**

Al recuperar la historia de mi vida, tras la invitación a escribir este relato, me doy cuenta de que, desde muy temprana edad, los sueños y la intuición han sido factores importantes en mi vida. Ambos me conectan con familiares queridos, amigos y personas con las que no necesariamente me mantengo en contacto. Aquí me limitaré a describir la vivencia de dos hechos, uno profesional y otro personal, guiados por la intuición, esta percepción, este conocimiento profundo, intenso, para mí siempre misterioso, incomprensible e inexplicable desde el punto de vista lógico y que me encuentra y reconozco al leer o escuchar un mensaje, al ver una foto o un video; que me conmueve por medio de una sensación o un recuerdo muy fuerte, a veces recurrente, sobre una determinada persona.

En el ámbito laboral, una de las experiencias más destacadas en este sentido tuvo lugar mientras trabajaba en un Centro de Atención Psicosocial III (CAPS III), en la capital de un estado brasileño, y, por lo tanto, un entorno enfocado a la atención de personas con sufrimiento mental severo y/o persistente. En uno de mis turnos nocturnos en este lugar, cuyo equipo de atención profesional contaba con dos técnicos de enfermería y yo como enfermera, me di cuenta de que María, cuyo cuadro requería mucha atención, sufría angustia mental, con síntomas psicóticos e ideación suicida grave. Sentí, y no puedo describirlo de otra manera, que necesitaba subir las escaleras para verla. Me dirigieron a la única habitación cuyo balcón no tenía pantalla de protección alguna. Tras pasar por la puerta entreabierta, en la penumbra, con parte de la puerta de cristal del balcón cerrada, encontré a la paciente en ese balcón, haciendo silenciosamente con una sábana una soga que sería el medio que usaría para su suicidio. Me acerqué a ella y la acompañé fuera de esa habitación, de manera segura.

A nivel personal, la experiencia más reciente fue con Bella, una conocida de la universidad con la que no había tenido una conversación directa antes. También es enfermera y recientemente perdió a un familiar muy querido por COVID-19.

Cuando vi en una red social la publicación de la muerte de este familiar, escribí a Bella expresándole mi pesar. En otras publicaciones posteriores, en los días que siguieron a esta dolorosa pérdida, continúe enviando mis sentimientos de apoyo (sentí en las publicaciones y en mí misma que era doloroso, por eso lo describo)

Algún tiempo después de la muerte, Bella me contestó con un mensaje de agradecimiento por mis mensajes de cariño. En esta conversación, además de palabras, me vino elegir y enviarle una imagen de emoji de un corazón de color verde, diferente a lo que suelo hacer, porque normalmente elijo el corazón violeta por el significado de renovación que lleva este color en sí mismo. No fui la única en sorprenderme. Bella dijo que, en sus comunicaciones con este miembro de la familia cuando estaba vivo, uno de sus símbolos era usar precisamente el corazón verde.

Como enfermera, creo, siento y defiendo que el cuidado de Enfermería comprende, además de las características técnicas, un conocimiento lleno de aspectos que trascienden lo lógico y lo práctico y que

pueden resultar en increíbles beneficios para el cuidador
y el ser que es cuidado, así como mejorar la calidad
de los cuidados de Enfermería. Y como persona,
creo en el poder cuidador que posee la intuición, la
sabiduría y la luminosidad capaz de inundarme y así
desbordar hasta mi prójimo, siendo vector de armonía
y cuidado al establecer la interacción y al querer y estar
verdaderamente presente con el otro.

# Silvia Ramírez

TCAE (Técnico en Cuidados Auxiliares
de Enfermería)

España / Uruguay

## Ese frío en la sangre...

### Prólogo

Nací en Uruguay, una madrugada de noviembre,
infancia feliz, adolescencia rebelde, con los años,
ciudadana del mundo.

Soy enfermera y por cuestiones de la vida vivo en
Barcelona desde el 2001.

Si tuviera un millón de vidas, elegiría la profesión que
tengo, y si tuviera un millón de vidas, elegiría la que
estoy viviendo.

Tengo que agradecer a todas las personas que han

estado y están en mi vida, porque creo firmemente que así debía ser. Cada lágrima derramada, cada carcajada, cada suspiro, cada te quiero y no te quiero, cada experiencia afortunada y otras no tanto, han conjugado la persona que soy hoy.

Y GRACIAS a todos, por leer mis relatos de algunas de mis tantas guardias en Uruguay y en España.

## Parte I

Un día de diciembre de 2011, suena mi móvil: número extraño, totalmente desconocido.

"Sí, dígame". Respondo. "Buenos días, le llamo del Departamento de Enfermería del Hospital VH para ofrecerle un cargo de interina en Pediatría. ¿Podemos concretar una entrevista?"

Me da vueltas el corazón, hacía muchos años que trabajaba con adultos, en otro hospital, y me hacía mucha ilusión volver a Pediatría, que habían sido mis comienzos en la Enfermería.

Contesto que sí. En el día y la hora acordada me presento. Realizo la entrevista, todo fue correcto, tenía experiencia, un curriculum vitae que me avalaba.

El 2 de enero me presento a trabajar con los correspondientes nervios del primer día en un hospital nuevo. Me asignan el servicio de Cirugía Pediátrica.

Presentación de rigor: supervisora y compañeros del turno. Comienzo mi período de adaptación, donde te explican el funcionamiento de la planta, el espacio físico, normas generales; desde dónde están los almacenes de materiales hasta qué tipo de cirugías y patologías quirúrgicas hay. O sea que en las tres primeras horas, tuve más información de la que mi cabeza podía retener.

Pero como soy buena aprendiz, libreta y bolígrafo en mano, fui tomando nota de absolutamente todo.

Llegó el momento en que mi compañera me llevaría a las habitaciones, me presentaría a los pacientes, una descripción de la patología y poca cosa más, ya que era mi primer día. En mi próxima guardia ya tendría que asumir mis propios pacientes, aunque siempre tienes alguna compañera referente por las dudas que surjan.

Pues bien, comenzamos con las habitaciones del lado izquierdo del pasillo. Entrábamos, saludos al paciente y a su familia. Cuando salíamos de la habitación, me daba la explicación de la patología, tratamiento, curas, medicación. Había desde una apendicitis, un desgarro por mordedura de perro, colocación de una derivación por hidrocefalia...

Llegamos a la habitación 12, cuando traspasamos la puerta, sucedió, como otras veces, ese frío intenso, interno, denso, que me recorrió todo el cuerpo. Un frío extraño, lúgubre.

Avancé despacio, un niño rubio, aproximadamente 10 años, unos hermosos ojos azules, la madre a su lado, sonrió, nos saludó. Mi compañera me presentó, le pregunté cómo estaba: "Molt bé", contestó en su catalán natal.

No tuve mejor idea que apoyar mis manos al borde de la cama, el frío se intensificó, me recorrió como un látigo, mezcla de dolor y electricidad.

Mi mente como un relámpago me dijo: "Se va a morir."

Salimos de la habitación, pregunté por qué estaba ingresado, mi compañera me dijo: "Una tontería, jugando al fútbol pisó mal, cayó y se fracturó el fémur. Lo operan luego...". Era mi primer día, guardé silencio, si llegaba a hacer el comentario de lo que me había pasado, imaginé los comentarios de mis nuevas compañeras: ¡Con la falta de personal que hay y nos mandan una siquiátrica!!!!!!!

Lo operan. A los tres días lo vuelven a operar, le sacan una biopsia de hueso. Cuarenta y ocho horas después, el resultado: osteosarcoma... oncólogos, quimioterapia, meses de tratamiento, de dolor, de sufrimiento, de él y su familia. Nieto e hijo único, un dolor desgarrador.

Meses después, el trágico desenlace. No pueden imaginar cómo me sentí, a parte de la tristeza profunda, el preguntarme mil veces, por qué, por qué y por qué me suceden estas cosas.

No fue la primera, fue una de tantas percepciones, intuiciones o el nombre que le quieran dar...

## Parte II

Ese episodio del año 2012 fue una sacudida emocional, energética, no lo puedo catalogar dentro de las emociones, pero no fue la primera vez. Realizando mi relato anterior me vino a la cabeza uno de los primeros que me sucedieron cuando acababa de terminar la carrera.

Éste ocurre en Uruguay, hospital público. Tomo la guardia, de turno de 6 a 12 horas, reviso las historias y voy a ver a los niños ingresados.

En la habitación 5 había una niña de seis años con una neumonía, ingresada para hacer la pauta de antibióticos; entro, dormía, los padres se sobresaltaron, uno a cada lado de la cama, agarrándole las manitas. Me emocionó esa imagen; después lo comprendí, era su única hija, deseada y buscada.

Sus padres eran mayores... Me aproximo a la cama, estaba pálida pero respiraba tranquila, sin esfuerzo.

Cuando pongo las manos en la cama, esa sensación

de frío intenso, extremo, y el mal augurio en mi cabeza, algo me decía que no estaba bien.

Viene el pediatra a pasar visita, le hice el comentario:

¡Doctor, la niña de la habitación 5, ingresada por una neumonía, no me gusta!

Terminó de pasar visita, completó las historias, miró los RX. Cuando se va a su consultorio me dice: "Venga un momento, tengo que hablar con usted."

Mi cabeza no podía ir más rápido: ¿Qué habré hecho? ¿Qué no habré hecho? ¿De qué me olvidé?

Porque en honor a la verdad, como pediatra y neonatólogo era excelente, pero era famoso por lo estricto.

Ni bien entré, me dice: "Tiene que pedir cambio de servicio, la veo muy susceptible para trabajar en Pediatría. ¡Piénselo! Después hablamos." Estaba en shock.

Como tenía dos días de descanso, decidí no pensar en eso, ya vería qué hacer.

Al tercer día, me reintegro, y por esas cosas que no puedo explicar fui directamente a la habitación 5, su cama estaba vacía.

Pregunté a mis compañeras, la contestación fue: "El mismo día que tú le dijiste al doctor "eso" que no le gustó, en la noche hubo que conseguirle cama en un CTI pediátrico en Montevideo, se puso mal de golpe, no podía respirar, aparentemente se había complicado la neumonía."

En eso llega la pediatra de guardia a pasar visita, es muy amiga mía, nos conocemos de toda la vida, y le digo: ¿Sabes algo de Elena, la niña que trasladaron por una neumonía?

Su cara se transformó, comenzó a llorar, me dijo que ella era su pediatra desde que la niña nació, me hizo toda la historia de lo que pasaron los padres para poderla tener, todo entre sollozos... yo no sabía qué hacer... cuando se calmó...

"Silvia, Elena se murió al otro día que se trasladó, una neumonía bilateral, de progresión rápida, sus padres me avisaron enseguida, están destrozados." Y me volvió la imagen de ellos agarrados de sus manos.

No me lo podía creer, mil veces me pregunté por qué, cómo era que yo percibía esas cosas.

## Epílogo

En estos años de profesión, empecé a formarme en terapias complementarias: Reiki, Mindfulness, Inteligencia Emocional, PNL, Sonoterapia, Yoga Kundalini, y al día de hoy continúo formándome.

He comenzado a comprender que casi todas las

personas tienen esas capacidades, que a veces no les damos importancia. Lo que ocurre es que algunos las tenemos más desarrolladas que otros. Con el tiempo, desde que la práctica de meditación ya forma parte de mi vida, he ido notando que esas capacidades se van desarrollando aún más.

Mi consejo es escucharse cuando esa voz interior te habla, no solo en el ámbito laboral, sino también en la vida personal.

Tenemos un potencial interior que debemos desarrollar. Ese poder lo tenemos en la niñez y con los años se va perdiendo, lo vamos escondiendo.

Vivimos para afuera, la ropa, la casa, el auto, los viajes; no digo que esté mal, pero me permito decir que empecemos a cuidar nuestra esencia, nuestro yo, nuestra mente, nuestro cuerpo, que es nuestro templo...

Un abrazo de Energía Universal.

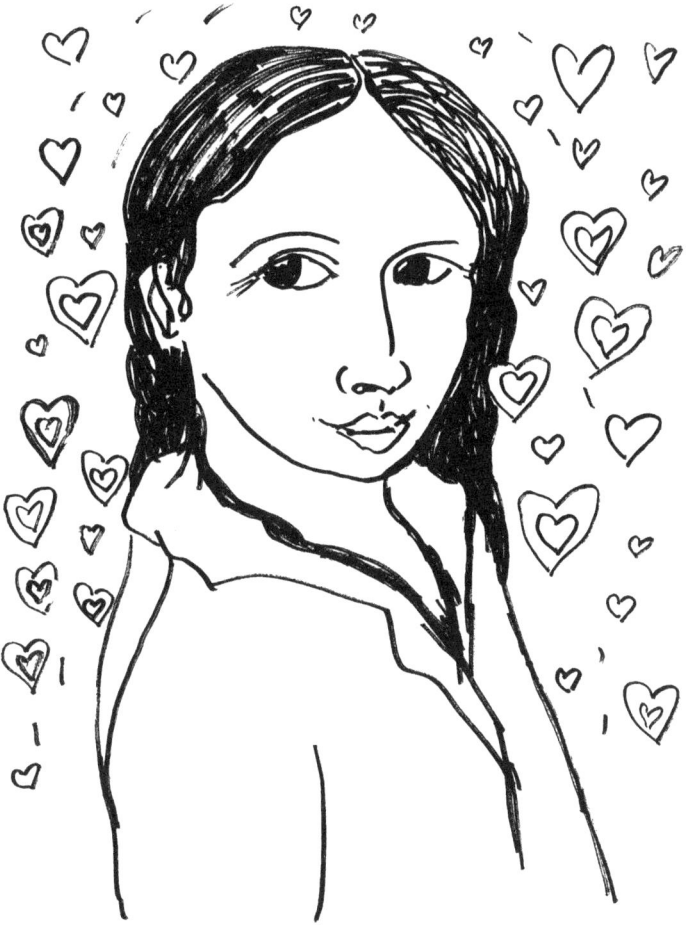

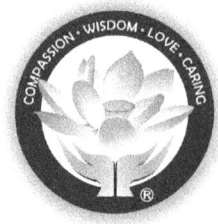

## Watson Caring Science Institute

## Acerca del Watson Caring Science Institute (Instituto de la Ciencia del Cuidado)

Watson Caring Science Institute es una organización internacional sin fines de lucro 501c(3) organización que promueve las filosofías, teorías y prácticas unitarias de 'Ciencia del cuidado de Watson', desarrollada por la Dra. Jean Watson, RN, Ph.D, AHNBC; FAAN, LL (AAN). Caring Science es un enfoque transdisciplinario que incorpora el arte y la ciencia de la enfermería e incluye conceptos de la campos de la filosofía, la ética y la ecología y la medicina mente-cuerpo-espíritu. Se estima que hay 400 hospitales en los Estados Unidos en los que sus El modelo de práctica profesional se basa en la Ciencia del cuidado de Watson (también denominada Ciencia Unitaria del Cuidado). El instituto ha formado a cientos de Caritas

Nuestra misión es traducir la teoría en prácticas concretas

de persona a persona que ayudar a rediseñar la cultura de la atención médica y otras organizaciones mediante las cuales los practicantes "viven" la teoría en su vida profesional y personal, mejorar la atención al paciente y reducir el agotamiento del personal. Centrándose en la investigación, la educación, la praxis, el legado y el liderazgo. La Institute tiene como objetivo profundizar el desarrollo y la comprensión de Watson Caring Science y los 10 Caritas Processes®, para transformar drásticamente experiencias de cuidado y curación del paciente/familia en escuelas, hospitales, la comunidad en general y nuestro planeta.

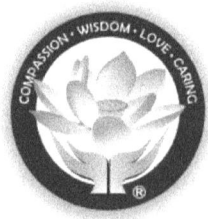

# Watson Caring Science Institute
## Latino-Iberoamérica

### Acerca WCSI / Latino – Iberoamérica (LIA).

Los grupos países de WCSI en Latinoamérica e Iberoamérica (WCSI - LIA), construyen y amplían el trabajo de toda la vida de la Dra. Jean Watson, su teoría del Cuidado Humano y la Ciencia del Cuidado Unitario, en los idiomas español y portugués. Los Grupos WCSI - LIA son un grupo interdisciplinario de enfermeras/os y profesionales de la salud dentro de un área geográfica específica (país), que generan nuevas formas de conocimiento académico, educación, liderazgo y práctica clínica. Los miembros comparten los valores personales y profesionales de Caritas, con el compromiso de mantener el cuidado humano, la sanación y la salud para todos.

VISIÓN: Los Grupos WCSI - LIA serán vistos como referentes comprometidos con mejorar el mantenimiento del cuidado y la sanación humana dentro de sus comunidades regionales que irradian al mundo.

MISIÓN: Apoyar y fortalecer el desarrollo, implementación y difusión del Cuidado Humano y de la Ciencia del Cuidado de la Dra. Jean Watson en Latino e Iberoamérica.

Con un enfoque centrado en la investigación, la gestión, la educación, la práctica y el liderazgo en enfermería. El Instituto Watson en la región, tiene como objetivo profundizar en el desarrollo y la comprensión de la Ciencia del Cuidado y las prácticas de Caritas para transformar drásticamente la experiencia que el paciente y la familia tienen en la tarea de cuidar y sanar, en el hogar, en escuelas, hospitales y en el entorno más amplio de nuestro planeta.

## Acerca de los editores

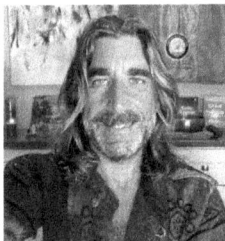

## HÉCTOR ROSSO

Enfermero egresado de la Universidad Católica del Uruguay. Especialista en Enfermería en Salud Familiar y Comunitaria (UDELAR). Doble Maestría en Dirección Estratégica especializado en Organizaciones de Salud, Universidad Europea del Atlántico y UNINI. Estudiante de Doctorado (PhD) en Florida Atlantic University. Caritas Coach®, WCSI Senior Scholars y Facultativo del WCSI en USA.

Héctor ha trabajado como enfermero durante más de 30 años. Fue jefe de Enfermería en el Hospital Público de Pediatría en Uruguay y profesor y director en el Departamento de Educación y Salud Comunitaria (UCU). Fue adjunto a dirección del Hospital Psiquiátrico, CEREMOS / ASSE.

Actualmente es director de WCSI LIA.  https://www.hectorrosso.com/

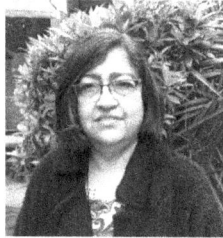

## ERIKA CABALLERO MUÑOZ

Enfermera – Matrona, PUC, Chile. Doctor© en Educación UNINI, México. Magister Diseño Instruccional, PUC, Chile. Directora Académica del Centro de Capacitación UVISA. Profesor Asociado Watson Caring Institute y Caritas Coach. WCSI Visionary Caring Science/Caritas Award.

Especialista en clínica en enfermería del recién nacido de alto riesgo, con más de 32 años de profesional, es directora académica del centro de capacitación UVISA. Ha desarrollado su expertes en enfermería informática y educación a distancia, con foco en el cuidado humano. Miembro de TIGER. Trabajo como dirigente del colegio de enfermeras de Chile y fue Miembro del Directorio del Consejo Internacional de Enfermeras por la región 6, 2017 a 2021. Actualmente es directora de la Universidad Católica Silva Henríquez de Chile.
✉ ecaballe@gmail.com

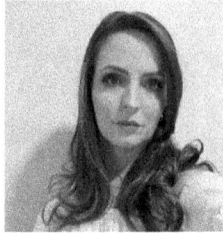

## LUANA TONIN

Enfermera egresada de la Universidad Estatal del Medio Oeste (UNICENTRO).

Doctora en Enfermería por el Programa de Posgrado en Enfermería de la Universidad Federal de Paraná (PPGENF-UFPR). Maestría en Enfermería PPGENF UFPR.

Coordinador de la Red Brasileña para la Ciencia de la Atención Unitaria.

Tiene una Residencia de Enfermería en el área de Salud del Niño y del Adolescente en HPP (Hospital Pequeño Príncipe). Especialista en Salud Pública con énfasis en Estrategia de Salud de la Familia. Profesor de la Universidad Positivo (UP). Enfermera de la Secretaría Municipal de Salud de Curitiba-PR. Miembro del Centro de Estudios, Investigación y Extensión del Cuidado Humano en Enfermería (NEPECHE). Miembro de La Vida-Watson Caring Science Institute LIA.

✉ luanatonin@gmail.com

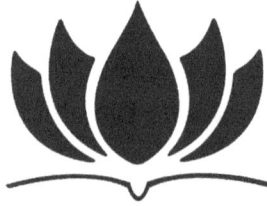

# LOTUS
## LIBRARY

## Acerca de la Lotus Library

Lotus Library es una publicación con el sello del Watson Caring Science Intitute que da continuación a la filosofía de la Ciencia del Cuidado y tiene como objetivo incluir y promover un enfoque científico humano y humanitario de los procedimientos, fenómenos y experiencias del cuidado humano.

Nuestra misión está anclada en un cuidado compasivo y en la sanación de la unidad de la mente, el cuerpo y el espíritu. Nuestras publicaciones ejemplifican un enfoque transdiciplinario que defiende una alianza global entre cuidado-sanación y humanidad-Madre Tierra. Lotus Library es un foro para que enfermeras y enfermeros y demás personas den voz a fenómenos que, de lo contrario, pondrían verse ignorados o desestimados, celebrando los misterios de la vida, la muerte, el sufrimiento y la alegría y abrazando los milagros de la existencia.

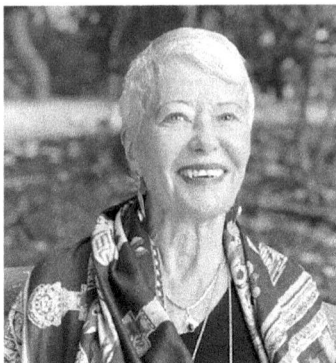

## Acerca de Jean Watson, Ph.D., RN, AHN-BC, FAAN, LL (AAN)

La Dra. Watson es decana emérita y catedrática distinguida por la Universidad de Colorado, Denver, College of Nursing Anschutz Medical Center Campus, donde fue titular durante 16 años de la primera cátedra en Ciencia del Cuidado. Es fundadora del primer Center for Human Caring en Colorado y miembro de la American Academy of Nursing; antigua presidenta de la National League for Nursing y miembro fundador de la International Association in Human Caring and International Caritas Consortium. Es fundadora y directora de la Fundación sin ánimo de lucro, Watson Caring Science Institute (www.watsoncaringscience. org). En 2013, la Dra. Watson ingresó como 'Leyenda

Viviente' en la American Academy of Nursing, el más alto honor. Ha sido galardonada con 15 Doctorados Honoris Causa, 12 de los cuales han sido otorgados por universidades extranjeras.

Es autora y coautora de más de 30 libros sobre el cuidado. Sus últimos libros abarcan temas tan variados como mediciones empíricas e investigación internacional sobre el cuidado, filosofía postmoderna sobre el cuidado y la sanación, filosofía y ciencia del cuidado y ciencia unitaria del cuidado como ciencia sagrada y avance global en la alfabetización en la tarea de cuidar. Sus libros, que han sido galardonados con el 'Book of the Year' por parte de la revista American Journal of Nursing, tienen como objetivo crear puentes entre paradigmas, así como mostrar modelos de transformación para la actualidad y el futuro.

Para más información por favor visite nuestra tienda online: www.watsoncaringscience.org/the-caring-store

# OTROS LIBROS DE LA SERIE

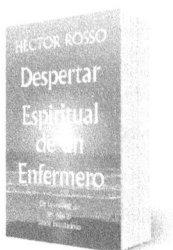

**En español:**
*El Despertar Espiritual de un Enfermero de la muerte de un hijo al amor bondadoso* por Héctor Rosso

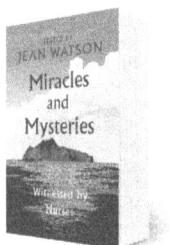

**En inglés:**
*Miracles and Mysteries Witnessed by Nurses,* edited by Jean Watson

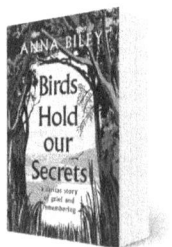

*Birds Hold Our Secrets,* by Anna Biley

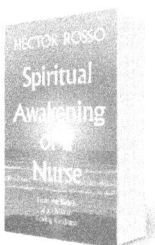

*Spiritual Awakening of a Nurse, from the death of a child to loving kindness* by Héctor Rosso

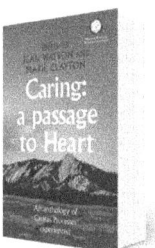

*Caring a Passage to Heart, an anthology of caritas processes(R) experienced* edited by Jean Watson and Marie Clayton

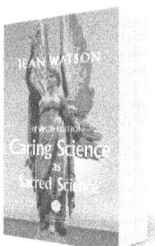

*Caring Science as Sacred Science,* by Jean Watson

**Próximamente:**
**En Portugués:**
*Milagres e Mistérios, Vivenciados por Enfermeiras e Enfermeiros*